U0111667

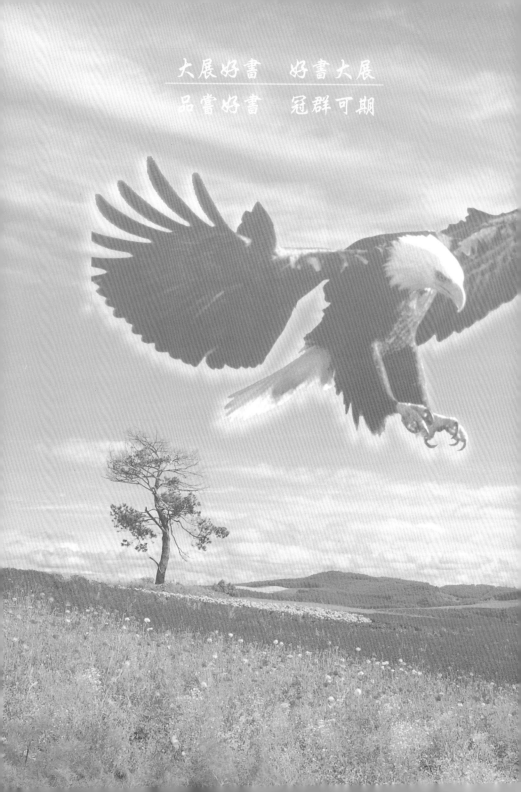

大展好書　好書大展
品嘗好書　冠群可期

大展好書　好書大展

品嘗好書　冠群可期

中華傳統武術 18

金警鐘硬氣功闡秘

蔡建　高翔　主編

大展出版社有限公司

編委會名單

主　編：蔡　建　高翔

編　委：（排名不分先後）
　　　　高　飛　　丁文力　　劉　昆
　　　　李　群　　蕭　宏　　謝靜超
　　　　張永興　　殷建偉　　余　鶴
　　　　徐　濤　　趙愛民

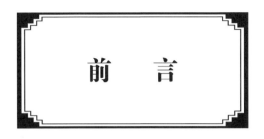

前　言

　　渾元一氣功，乃少林絕學，硬功上乘，盛譽非常，威名不在易筋經、洗髓經之下，傾倒無數習武者。是功一直爲嵩山少林寺不傳之秘，可謂千年珍品，自「金羅漢」妙興方才外露，爲俗家漸知。

　　妙興大師外傳弟子中最爲著名的當數「金鐘罩」金警鐘。金大師是中華民國時期的武林高手，曾三次求學少林，得妙興親授，功力深厚，《國術名人錄》上譽其「拳腳器械，無一不精。尤足貴者，則爲『渾元一氣功』，先生之於此也，能鐵尺排肋、貫頂開石，蓋已登峰造極，而入化境矣」。

　　筆者癖性好武，對金大師衣缽極其傾慕，幸由三武挖整組高翔組長介紹，跟隨金師第三代傳人黃現師傅學得此功，並朝夕研習，雖然難追前輩功力，但也獲益匪淺。爲使此功廣傳益衆，筆者不揣淺陋，親自執筆，寫成本書。

　　但硬氣功夫，內秘細膩，內景微妙，文字難能盡言，練者若有不明，可聯繫筆者（E-mail：hunyuan jushi@163.com），我必盡所能，幫助同好。

鄭州大學體育學院民族傳統體育系　蔡建

目　錄

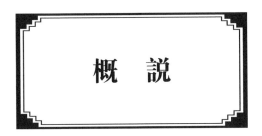

概　說

一、氣　功

　　氣功，籠統地說，就是專門練氣的功夫，因其中包含內氣、呼吸、意念等諸多內在要素，又常被稱之為內功。

　　練氣的功夫種類繁多，如硬氣功、軟氣功、養氣功等；如吐納功、導引功、內丹功等；如混元功、八寶功、天罡功等；如金剛手、金鐘罩、鐵布衫等。

　　各門各派，各家各宗，雖稱謂不同，練法不同，功效不同，但都不脫離練氣的範疇，故統稱氣功。

二、硬　氣　功

　　古代沒有硬氣功一詞，它是在 1987 年全國氣功匯報會時才定名而統一的。

　　簡單地解釋硬氣功，就是武術氣功，內外結合，專門提高人體殺傷和抵抗功力，用於技擊實戰的攻與防。

硬氣功專硬，有別於其他專健、專靜或專柔的氣功。硬氣功也以內氣為根，但意念強烈，動作剛猛，並多配合外功及外物，打硬受硬，破堅抗銳。所謂「內練一口氣，外操筋骨皮」，如鐵頭功、鐵膝功、鐵掌功、鐵捶功、鐵腳板、金鐘罩、鐵布衫等類功法。

單從實戰上講，可分為殺傷性和護體性兩類。殺傷性硬氣功主練梢棱，專求發力，重在進攻，功成「打人好像打稀泥」，如鐵砂掌、鐵拳功、鐵腳功、鐵指功等。護體性硬氣功主練周身，增強抗勁，不懼大力，護衛自保，功成「人像鐵鑄一般堅」，任敵來打，空費敵招，反挫敵節。

本功即屬護體範疇，佛家懷慈宗風，不遇甚困則不發。其他如鐵布衫、金鐘罩、披甲功、布袋功、十三太保功等與此類同。

三、渾元一氣功

渾元一氣功，又名一氣渾元功，經筆者多年考究，此功還有一個鮮為人知的名字——羅漢護體渾元一氣功。

渾元一氣功乃嵩山少林寺秘傳硬氣功，由妙興大師首次外傳。妙興功力深厚，人送綽號「金羅漢」，勇冠少林。

妙興學自恒林，恒林和尚也是少林功夫一代高人，大成拳宗師王薌齋先生當年專去與之切磋共研，足見非凡。

妙師得意高徒金警鐘先生，自 1926 年始，三次前往嵩山求學，得妙師親授，功力超群，人送綽號「金鐘罩」，

名馳武林。

金大師是當時張學良東北邊防軍武術總教官，因使渾元硬氣功得以在軍隊中大力推廣，影響深遠。金徒中優秀者有張志華、張國棟、黃無恙、劉文敏、趙天午、甄誠、龍飛等，皆是武林俊秀，威震一時。

何謂「渾元一氣功」？「功出嵩山，護體真傳；直養橫練，抗打排堅；一氣貫通，內外渾元」，故名。

渾元一氣功，屬武功動功範疇，靜練極少，重在動練，共分五大功種：

（1）**吞吐功**：呼吸吐納，丹田貫注，積氣聚勁。

（2）**散氣功**：運意導引，周身貫通，布力齊勁。

（3）**排打功**：自打自挨，堅實全身，不畏拳腳。

（4）**操硬功**：貫勁抗硬，不畏重擊，身如鐵石。

（5）**調和功**：理氣順息，祛火散淤，除滯清疾。

四、有關金警鐘大師技藝言論選摘

（1）「金警鐘（編者注：生於 1903 年）先生，燕之奇士也。幼得名師傳授，拳腳器械，無一不精，尤足貴者，則為『渾元一氣功』，先生之於此也，能鐵尺排肋、貫頂開石，蓋已登峰造極，而入化境矣。」（《國術名人錄》）

（2）「……吾師金警鐘先生，尤擅渾元一氣功，此乃少林衣缽，上乘功夫。調呼吸，練百骸，氣轉周天，神遊體外，收則存於方寸之中，放則彌於六合之內，若有形，若無形，習易筋者不及其神，練洗髓者弗知其妙……」（

張志華）

（3）「吾師金警鐘先生，周身皆可避堅避銳，被人稱為『金鐘罩』，譽其功力深厚也。渾元一氣功乃少林正宗，師得之於嵩山妙興師祖……師太陽穴可碎磚，腿脛骨可斷磚，槍鋒抵腹可彎之，利刃砍臂可不傷，修練至斯，不賓服吾師絕技者，蓋也眇矣。」（黃無恙）

（4）「……余友金君警鐘，武壇上燦爛之星也，少秉穎異，擅長技擊，曾受少林方丈妙興大師之薪傳，武功已臻妙境。其渾元一氣功，迥異恒流，實為近世武林中不可多得之珍品……」（天津北甯國術會郭壽臣）

（5）「……民國紀元三年，余友金子警鐘，組國術週刊社，邀余於北甯國術會郭壽臣君，共同襄助。因得日夕砥礪，互相觀摩，以是深知金君固國術界中傑出之材也，學宗少林，得少林寺妙興大師之親炙，其所肄各種拳械，俱臻爐火純青之候，固非俗手所可望其項背……」（天津道德武學社孫錫坤）

（6）「……吾師叔金老先生警鐘，賦性穎異，磊落不群，曾拜少林方丈妙興大師為師。學成後，每歎武術之沒落，乃大聲疾呼，竭力提倡，從者愈眾，華北一帶之武術得以復興者，實皆先生之所賴焉。先生大名，馳騁武林……」（吳宗周）

（7）「……客瀋時（編者注：瀋指瀋陽），與日人劍道會較技，勝之，日人屢欲延之東渡，許月給日幣千金，金君以國術為吾華固有之國粹，豈可盜賣於仇敵，當嚴詞絕之……」（李棲梧）

（8）「……宗超（編者注：金警鐘先生之侄）談及金

警鐘先生逸事，頗有為世人所不知者⋯⋯金先生少林硬功馳譽南北，故被張學良將軍聘為東北軍武術總教官。某日，因事張將軍與日軍會晤，後共進餐，金先生亦陪席。數巡過後，一日軍官口出狂言，竟拔出戰刀挑肉一塊，送至金先生嘴邊，先生則一口咬定，氣發丹田，竟將戰刀刀尖咬斷，把那挑釁敵官驚得兇焰頓收，急忙鞠躬，對先生神功欽佩不已⋯⋯」（金京）

五、雜　論

（1）說說丹田

丹田是氣功中難以回避的重要話題。氣功大師張文江曾經收集過丹田的別名，竟達 320 個，丹田位置，約有130 種，真所謂「小小丹田，多多難辨」。

筆者根據自己多年練功和教學經驗，使用丹田練功，效用極大，絕對不能忽視，如本套功中的數動丹田、鎮靜丹田、意守丹田、沉氣丹田、丹田氣存、氣貫丹田、丹田有力、使丹田有力、下腹沉氣、下腹前迎、下腹前擁、使下腹堅實、下腹愈有力等。

從內講可以貫注精神，調節神經，加深呼吸，提高供能，充實元氣，增強內勁，激發潛力等；從外講可以穩定重心，整飭架勢，統承動作，發揮腰力，調動整力，增強外勁等。

日本氣功大師關田和貴就一再強調：「人的『精神力』『呼吸力』『外形力』使用小腹大和以後就能產生超常的『功夫力』，不管你覺得這一說法多麼可笑，這類事

實已被多年的練功經驗所證實。」

那麼，本功的丹田在哪兒？位在臍下小腹。練者意守或引息或貫力時，不可脫離此「田」範圍。

有些功夫把丹田具體到多少寸多少公分，或局限於某穴位某經絡，筆者認為這樣反而不易把握，或易拘滯，大可不必。

其實，使用丹田只是練功手段，不是練功最終目的，所以練者要活學活用，只要有功，只要上功，易於操作，不出偏差，就算對了。

或大些或小些，或上些或下些，或前些或後些，隨人個感而異，死板不得。

學者要從內外功效上來體會使用丹田的正確與否，並因此確定自己的丹田真位及使用方法，才是最佳的練功門徑。

（2）本套功不講「大小周天」「經絡」，而是「以動貫意，以意貫氣，以氣貫力」。

內氣（身內能量流）貫通：肢節動處、意念到處，或有膨脹感、或有溫熱感、或有電麻感、或有沉重感，因人而異，都是氣貫之徵、力萌之兆。

氣貫力萌，氣到力到，內似有勁生出，長期練習，覺漸漸堅強，生無窮勁力。自我感覺有勁否，勁活否，即可判斷。這叫「練氣不見氣，練氣只見力」，至於其內氣到底怎樣運行，自有其道，不必過究。

學功時一定要辨清內氣能量流及其運行機制，其實不是壞事情，但內氣隱形，在人體內部如何看得見？只能靠各人意感自知，「感乃知，意可會」。雖然如此，卻也不

能忽略這種能量流！

　　若不加利用，不善使用，放任自流，雖有其道，無意不去，因此氣停、勁止，練而無功；意煩不到，因此氣亂、勁碎，練功效低，都是徒費時日，何其可惜！若細故刻意，因此氣滯、勁斷，顧此失彼，必為所困，矯枉過正，過猶不及。

　　怎樣方好？要有明確目的，並要發揮靈性，活使活用之，善使善用之，它就立可幫你快速練出超人功力，身體強健不在話下，抗打耐硬不日可成，如虎添翼，似有神助。

　　目的明確，發揮靈性，活使活用，善使善用，則形到意到，瞬間可及，無所不及；則意到氣到，丹田四肢，一氣貫通，渾行渾達，有力有功。

　　練功之時，可將目的所在，默想於心，以意行之，或因此製成短簡字句，念念不絕。例如，目的要臂節堅實，且志求不畏擊，則默想「鐵臂」「臂硬」，或默念「臂堅如鐵」「鐵臂無敵」「臂如鐵」等，立時氣應心意而起，鼓注包羅於臂，自有大用。

　　默念字句，須簡單明瞭，易起感動。過多過雜，不易操作，反為所累。

六、練功步驟

　　一般而言，初習者要先「認真學」，閱讀文字，觀看插圖，初步熟悉和記憶各種動靜姿勢、呼吸意念等各自練法及其配合方法。

　　感覺明白了，記清了，然後「分解練」，通常先動作後呼吸等，分開練習，這時不要急著追求功效，單求會練，如果還有不明處查書揣摩。

　　再後「混合練」，把單純的動作或單純的呼吸等全部協同起來，使氣、勁開始相合，漸漸達到所有要求。

　　最後「反覆練」，以正確與純熟的功法練習加上足夠的時間保證，最終獲得完美的功效。

　　（1）初習10日之內，練養氣數息式100數，再練其他吞吐式，每式1次，即練一遍。吞吐完了，即練順氣調息式1分鐘，再練其他散氣式，每式往復4次（每式往復練習的意思是每式單獨反覆練習，不是一套連續練習）。

　　再練排打式，每式往復4次。再練操硬式，每式往復4次。

　　末練調和式，按摩每式數次或十數次，須視當時情形而定，覺頭火、眼火、耳火已消，且汗液已出，可少練，且散步式也須稍長，最後自由散步。

　　【注意】若是為了強身健體，或是練功者體質較弱，不要急於排打與操硬，練罷散氣式即可接調和式結束。要等身體健壯起來，再行開始不遲，否則勉強硬撐，反易傷身。

　　（2）初習20日之內，練養氣數息式200數，再練其他吞吐式，每式2次（從「舉掌下按式」開始，第一次要連續練到「提掌下分式」後，才能回到「舉掌下按式」再練第二次，要連續練2次，不能單獨練2次。而最後一式「雙爪按腹式」要單獨練2次。以下照此練法）。

　　吞吐完了，即練順氣調息式2分鐘，再練其他散氣

式，每式往復8次。

　　再練排打式，每式往復 6 次。再練操硬式，每式往復 6 次。末練調和式若干次。

　　（3）初習 30 日之內，練完養氣數息式 300 數，再練其他吞吐式，每式 4 次。吞吐完了，即練順氣調息式 3 分鐘，再練其他散氣式，每式往復 10 次。

　　再練排打式，每式往復 8 次。再練操硬式，每式往復 8 次。末練調和式若干次。

　　（4）習之 30 日以上、100 日以內，可自由增加，但要看各人功夫心得、進度。

　　大約次數如下，練完養氣數息式 400 數，再練其他吞吐式，每式 8 次。吞吐完了，即練順氣調息式 4 分鐘，再練其他散氣式，每式 12 次。

　　再練排打式，每式往復 12 次。再練操硬式，每式往復 12 次。末練調和式若干次。

　　（5）100 日以上、1 年以下，練完養氣數息式 500 數，再練其他吞吐式，每式仍為 8 次。吞吐完了，即練順氣調息式 5 分鐘，再練其他散氣式，每式往復 14 次，乃至 20 次。

　　再練排打式，每式往復 12 次，乃至 20 次。再練操硬式，每式往復 12 次，乃至 16 次。末練調和式若干次。

　　（6）習之 1 年以上、3 年以下，練完養氣數息式 100 數，再練其他吞吐式，每式仍為 8 次。吞吐完了，即練順氣調息式，此式可以稍久，約 10 分鐘以內，以期氣貫丹田，再練其他散氣式，每式往復 14 次至 20 次。

　　再練排打式，每式往復 20 次至 40 次。再練操硬式，

每式往復 16 次至 20 次。末練調和式若干次。直至大功告成。

以上日程，僅供參考。學者不必過拘，可以根據各自時間、體能及功夫進程，自行添減，自行安排，總以銳志、恒心、多悟、勤習、自適為要。

另，氣功非同拳械，習者須防偏差，不得過急、過激，過勞、過力，循序漸進，積健為雄，功到自然成！

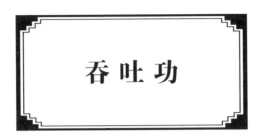

吞吐功是本套渾元功的初步功夫，不可或缺。此功不成，餘功必打折扣。

吞吐即呼吸、吐納之意。吞吐功由口吞鼻吐，配合閉口沉氣，注重練習丹田腹式呼吸，再以外動加力引導，能夠增強呼吸力，增大肺活量，啟動內元氣，鍛鍊腰腹勁，提高四梢功，為氣勁貫通，打下好根基。

一、養氣數息式

養氣式既是吞吐功的準備功，也是整套功的準備功，不可等閒視之！

（1）身軀正立；兩膝自然伸直，不必用力，兩腳左右離開，寬約同肩，腳尖自然外斜；兩臂自然伸開，五指自然伸開分開（自然若常，伸而不挺，伸卻有彎，名為自然掌，學者要注意這個掌形，以後經常用到，順延參照），兩腕略挺，虎口向前，掌心距股約拳寬；胸開張，肩後收，頸宜直，頷略收；兩眼垂簾，目光下潛；舌輕上捲，

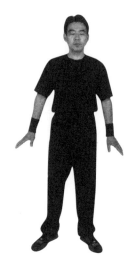

圖1

微觸上腭，閉口合齒，呼吸用鼻。（圖1）

　　姿勢做好後，外形不動了，即可開始練習「數息」。漸漸排除其他念頭，把心意收歸丹田（位在下腹），腦中默記呼吸次數，從一開始起，可少記，如到十、到五十，反覆默數；可多記，如到五百，一下練夠。不要忘記，不要死記，不要因此再擾亂心神、破壞氣機。

　　數息不是單純地數呼吸次數，而是用此辦法養心養氣，所以數息時要求「數動丹田」，即數一下，丹田感一下、應一下、動一下，吸氣時自然舒腹，呼氣時自然涵腹。

　　這樣練習下去，意念和呼吸相合了，呼吸和丹田相合了，就會形成氣功所要求的「氣隨意注」「丹田呼吸（腹式呼吸）」「氣貫丹田」，長期練習，內氣充盈，體能大

增，意氣合體，內外渾元，自有妙用。

養氣，顧名思義，重在滋養溫養，就不能使用「武火」，要用「文火」，即意念和呼吸都要柔和淡然。刻意和猛烈，必傷內氣，必出偏差！

數息有利入靜，入靜有利數息，兩者相互作用，練久了，意念自趨安定，自然專注；數息更易進行，功效更加顯著。

所以，初學者即使雜念叢生（這是靜功常見現象），也不要太為在意，更不能因此急躁，否則遇亂再亂，不可收拾，只需漸數漸進，以「數」代之，以「漸」制之，日久自平。若感太亂，實在無法堅持，乾脆停練，或改練下式動功。

數息初練要採用自然呼吸法，即呼吸的頻率如同我們平常一樣。有基礎後，呼吸速度會漸漸慢下來，呼吸長度會漸漸增上去。練久了，呼吸氣息自然變得緩慢、悠長、均勻。這是漸漸適應、自然形成的結果，不是刻意調節的結果。

如此練法可避偏差，可養臟腑，可去諸病，尤對於初學者、體弱者、有病者更為重要。

初學者一般總練一二百數即可，有基礎後可以加至四五百數，練本渾元硬功者以五百為度。而功夫深者每次練功又變多為少，以一站心平、氣息順遂、丹田充盈、底氣篤實、身上生勁即可，不必多練。如專為健身者對此大下工夫，另當別論。

（2）練到息數，即正睜兩眼，炯目前視，用嘴長呼（牙關輕合，舌尖放平，嘴唇微微張開一條縫，氣從牙尖

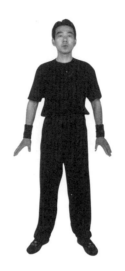

圖 2

縫間悠勻呼出）。意念上若有似將體內濁氣全部吐淨之感
更佳，身心感覺輕快舒適。

意注重吐，吸氣時仍然用鼻，但必長吸配合。三四口
即可，接練下式。（圖 2）

「數息、養氣」好懂、好學、好練，直接通過呼吸數
數，「以一念代百念」，因此達到心意入靜、丹田呼吸、
蓄養內氣的功用，收效非常迅速，不易出偏，不易出亂。

注：為了明白易學，筆者把每式多動練法都一一分解
開來，加以細述，並配上照片，其實每式動靜都得連貫完
整，學者練習時一定要注意，仔細閱讀對照。全套功皆
同。

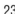

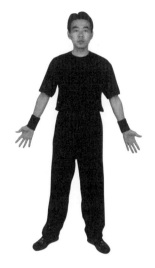

圖 3

二、舉掌下按式

（1）承上式（也可直接做成本姿勢開始練習）。身體其他各部不動，只將兩手翻轉，使掌心朝向前方；然後接前呼氣，即前式中用嘴呼完時，此式正好用嘴吸氣；肩後收，胸開張；眼平視。（圖 3）

用鼻吸氣，叫做「文吸」，也叫「文吞」，俗稱「聞氣」。相對而言，用嘴吸氣，叫做「武吸」，也叫「武吞」，俗稱「吃氣」「喝氣」。

顧名思義，文吸較為平和，武吸較為強烈。本吞吐功注重武吸，息法獨特，別開生面。

【武吸方法】嘴唇微微張開，舌尖微抵上腭，牙齒輕

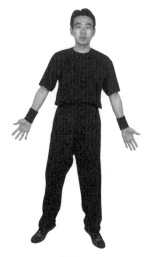

圖4

開微縫，氣從牙尖中縫（上下牙中間縫隙，而不是每個牙
齒細縫）悠勻吸下。

【武吸要點】吸氣不能過鬆，過鬆則無力；不可張嘴
過大，過大則氣粗，氣粗力無根；不可吸氣過快，過快則
氣猝，氣猝力必斷；不可用力過猛，過猛則氣傷，氣傷則
力傷，重致傷身；也不可咬牙過緊（牙齒要雖開似合），
過緊氣息從牙齒細縫進入，吸氣必細，太細則力滯。學者
必須好好體會並學好這一「武吸秘法」，總以悠勻、氣
充、力蓄為要則。

（2）嘴吸不停；同時兩腳跟應吸氣之勢，輕緩提起，
離地約略一拳高度（不必過拘，高點低點都無妨，不要因
此自亂心神，擾亂氣機）。腳跟上提到位時，氣也正好吸
好。（圖4）

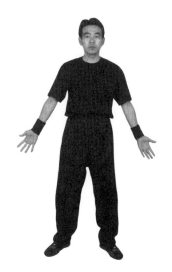

圖5

　　吸好是多少？吸少吸多都不算好，只有適度算好。吸少了，底氣不足，蓄力不全；吸多了，過猶不及，丹田不靈，力反拘滯。

　　各人根據個人適應程度，自行控制，自行把握。當然功夫深了，自然氣長量多。

　　（3）把氣吸好，閉嘴合唇，停止吸氣；動作不要停頓，身體隨即下落，兩腳跟借上身沉勁著地，兩膝稍屈，兩肩下沉；同時順勢向下沉氣，使之貫注，下腹向前適度舒展，丹田有力。（圖5）

　　下腹向前適度舒展，是自然前舒，是自然向前迎合，不是腹部腰部一齊前挺，也不是狠勁硬鼓，更不能因此顯形。

　　沉氣要適度，度小則練者感受不到丹田內氣活力；度

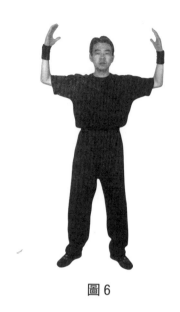

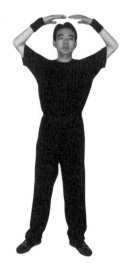

圖6   圖7

大則身體死氣僵力。要保持「丹田靈性」！

（4）氣貫丹田，不呼不吸，氣要暫閉；此時再向上、向裏緩舉兩掌，剛開始時掌心相對，一直把兩掌舉至頭頂，變成掌心向下，雙掌適度離身，不要緊貼身體，掌指微接（稍稍離點也無妨，不必太過死板，但也不宜相距太遠）；兩膝也漸漸伸開（隨著手動，順勢自然伸開）；閉氣這才結束，即緊接下動。（圖6、圖7）

閉氣要自然：嘴鼻要自然，身體要自然，神意要自然。不要強力憋氣，保持住閉氣前原有力度、原有意識即可，身體運動也不必再因此加力使勁、妄加亂念。

初練閉氣時，初學者往往不適應，或有氣短、頭暈、頭漲、胸悶等不適，可以由加快點動作、減少點力度、練短點呼吸、閉少點氣息等方法解決。功夫深了，自然適

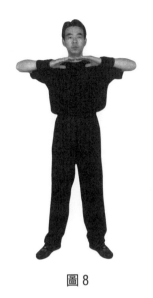

圖 8

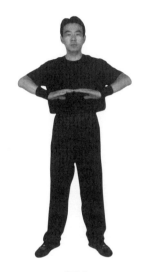

圖 9

應。

（5）隨即向下用力緩按兩掌，掌心向下不變；同時開始用鼻呼氣，呼氣也要悠勻、適力（即呼氣與按掌力量、速度相合一致），丹田貫力（即下腹隨按掌之形、呼氣之勢逐漸內合、收緊、生勁、通力）。（圖8、圖9）

（6）鼻呼不停，下按不停，臂腕漸漸加力，丹田貫力漸漸增強，待按至下腹前（雙臂適屈），方停止呼氣。此時呼氣度、雙掌下按力、下腹內合力共同達到峰值。（圖10）

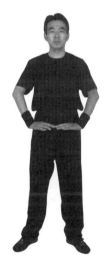

圖 10

停止呼氣後，喉間立即咽氣一下（喉頭向下翻動，適度用力，舌、嘴、牙配合，如咽東西，意念覺得咽到丹田，短促自然）。咽氣後不可隨意再行呼吸，要待練習下式時，方可開口吸氣。

初習者不必全力，健身者不必用力。練習者要自行掌握強度，以自感適應為度。但須韌性使力，緩慢加力，漸漸加力，不可過急、過猛。學者要多加體悟「丹田韌性」的妙用和使力方法。

初習本式，兩臂骨節不見響動，且酸痛異常。習久功深，則骨節啪啪作響，氣隨意注，頓覺腹堅如石，手勁臂力大增。

尤須注意，用嘴吸氣時雙掌不用力，用鼻呼氣時雙掌用力！「不用力」，是指不必再刻意加力，但也不是無力，仍還得有一定基本的力度；「用力」就是在一定基本力的基礎上，再適度加大用力，目的是由用力鍛鍊來增強功力。

吞吐功以下幾式裏有與本式類同的練法及要求，不再細述，不明白處自可相參。

三、合掌提示式

（1）緊接上式。身體其他姿勢不變，待喉間咽氣一口後，即用嘴吸氣（方法同上）；同時，兩腳腳跟輕緩提起。（圖11）

吸氣前要適緩一下意、勁，即丹田、掌臂適度減勁，不宜始終用力，但也不能喪失彈勁，這樣利於氣息吸入與

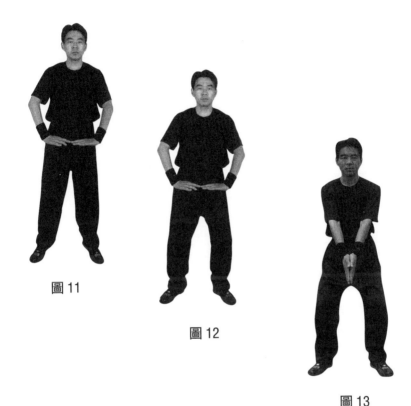

圖 11

圖 12

圖 13

再次貫力。吞吐功以下凡兩式連接時，吸氣要點皆同此，不再一一提醒。練者多加體驗，自可明白。

　　用嘴吸氣及提腳跟的方法和要點同於上面「舉掌下按式」，自請參照，不再細述。

　　（2）氣吸好後，兩腳腳跟借上身之沉勁落地；同時兩膝稍屈，兩肩下沉；閉嘴沉氣，貫注丹田。（圖 12）

　　（3）暫時閉氣；向外轉腕，下伸雙掌，掌尖向下，雙掌相合，位高同襠。（圖 13）

（4）然後雙掌變爪，爪心向裏，虎口向前，用力上提，緩慢韌勁（不可過快，如提重物）；兩臂漸漸彎曲，雙膝隨著爪動漸漸上起；同時鼻中呼氣，頂頭開胸，丹田貫力。（圖14、圖15）

（5）呼氣不停；待兩爪提至小腹前時，暗用分勁，即向左右分提，兩爪爪心漸漸向上轉起（虎口漸轉向外）；雙膝也隨著爪動漸漸伸開；肩愈下沉，胸愈開張，下腹愈有力。（圖16、圖17）

（6）呼氣不停；待提至兩爪心向上、虎口斜向後、兩上臂貼肋、兩前臂外分如八字時，停止呼氣；此時雙膝已經伸開。（圖18）

喉間咽氣一口，不可再隨意呼吸。要待練習下式時，再行用嘴吸氣。

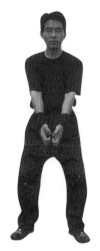

圖14

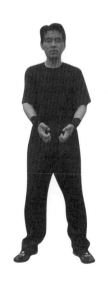

圖15

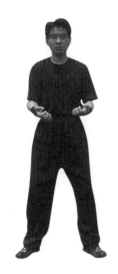

圖 16

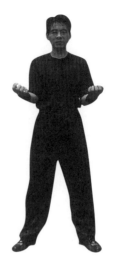

圖 17

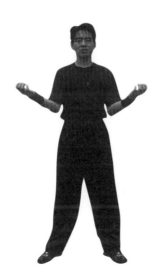

圖 18

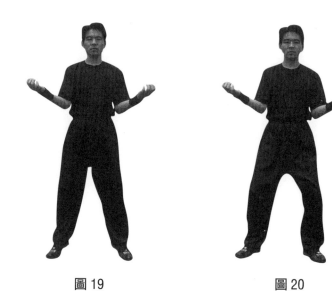

圖 19　　　　　　　　　　圖 20

四、變掌下按式

（1）緊接上式。待喉間咽氣一口後，即用嘴吸氣；同時，腳跟輕緩提起。（圖 19）

（2）腳跟落地，兩膝稍屈；閉口沉氣，貫注丹田。（圖 20）

（3）不呼不吸，氣要暫閉；爪變為掌，向上、向裏緩舉；雙膝也隨著掌動漸漸上起。（圖 21、圖 22）

（4）動作不停。兩掌漸向內合，待兩掌指節微接於頭頂上，掌心向下；兩膝已漸漸伸開。（圖 23）

（5）用力緩按兩掌，漸漸加勁；同時鼻中呼氣，丹田貫力；待按至下腹前，停止呼氣，並咽氣一口。（圖 24）

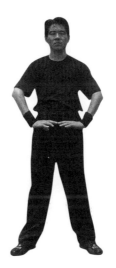

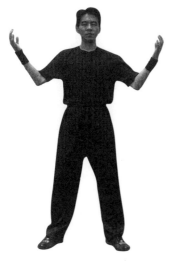

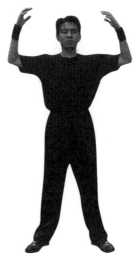

圖 21

圖 22

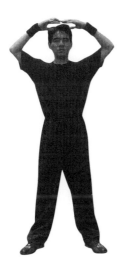

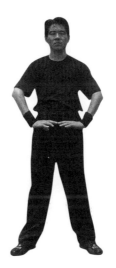

圖 23

圖 24

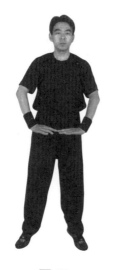

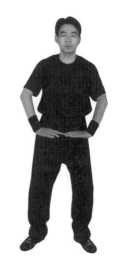

圖 25   圖 26

五、提轉分掌式

（1）緊接上式。待咽氣一口後，用嘴吸氣；吸氣的同時，腳跟輕緩提起。（圖25）

（2）腳跟借上身之沉勁著地，兩膝稍屈；閉嘴沉氣，貫注丹田。（圖26）

（3）兩掌向裏翻腕，掌心向前，指端相對，從胸前上提外轉；沉肩，落肘，頭上頂；雙膝也隨著掌動漸漸上起；同時鼻中呼氣，丹田貫力。（圖27）

（4）待兩掌轉至肩位時，再向左右平直伸開（肩須鬆開，兩手掌心向下，指端向左右極力伸開）；雙膝也漸漸伸開；中間呼氣不停。臂、掌、膝全部伸開後，停止呼

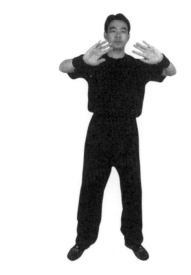

圖 27

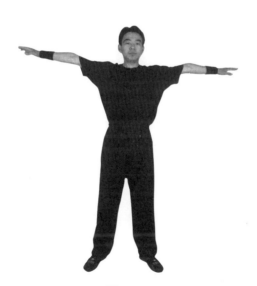

圖 28

氣，並咽氣一口。（圖 28）

六、雙手翻掌式

（1）緊接上式。待咽氣一口後，用嘴吸氣；同時，腳跟輕緩提起。（圖 29）

（2）腳跟著地，兩膝稍屈；閉嘴沉氣，貫注丹田。（圖 30）

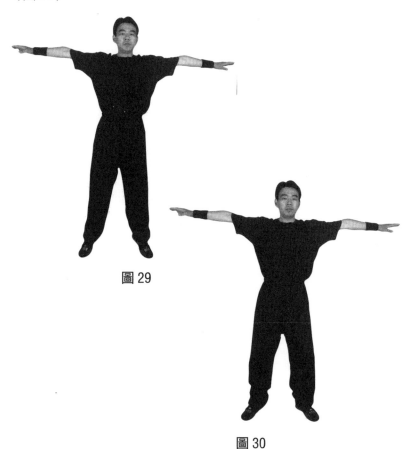

圖 29

圖 30

（3）兩腕裏屈漸漸外轉，兩掌指端也漸漸向前下方轉動，兩手掌心由下轉向裏、再向前、再向上，兩臂微收配合；雙膝也隨著掌動漸漸上起；同時鼻中呼氣，丹田貫力。（圖31～圖33）

（4）待轉至兩腕平正、兩臂伸直、掌心向上與雙膝伸開時，停止呼氣，並咽氣一口。（圖34）

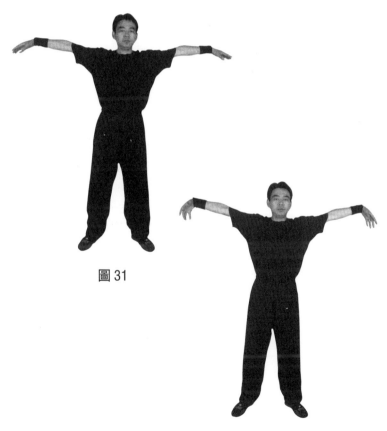

圖 31

圖 32

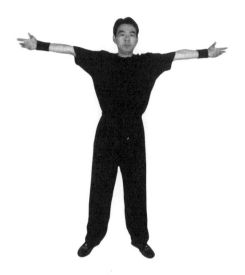

圖 33

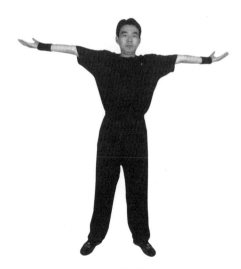

圖 34

七、收舉按掌式

（1）緊接上式。待咽氣一口後，用嘴吸氣；同時，腳跟輕緩提起。（圖 35）

（2）腳跟著地，兩膝稍屈；閉嘴沉氣，貫注丹田。（圖 36）

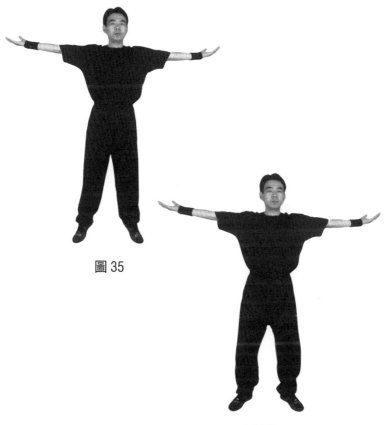

圖 35

圖 36

（3）仍然閉氣；兩手向上舉，掌心向內；雙膝也漸漸上起。（圖37）

（4）兩掌舉至頭頂，兩手指端輕接，掌心向下；雙膝已經伸開。（圖38）

（5）兩掌漸漸加力下按；同時鼻中呼氣，丹田貫力。兩掌按至下腹前時，停止呼氣，並咽氣一口。（圖39）

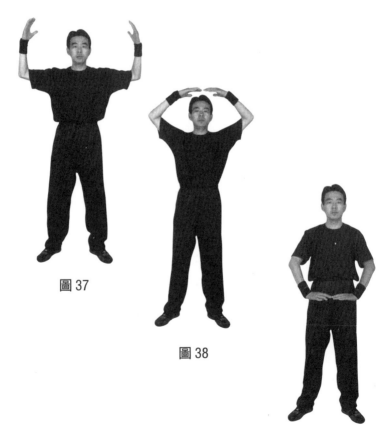

圖37

圖38

圖39

八、提掌下分式

（1）緊接上式。咽氣一口後，即用嘴吸氣；同時，腳跟輕緩提起。（圖 40）

（2）腳跟著地，兩膝稍屈；閉嘴沉氣，貫注丹田。（圖 41）

（3）兩掌從下腹前向上提起，掌心向前（稍向下），兩膝漸起；同時鼻中呼氣。（圖 42）

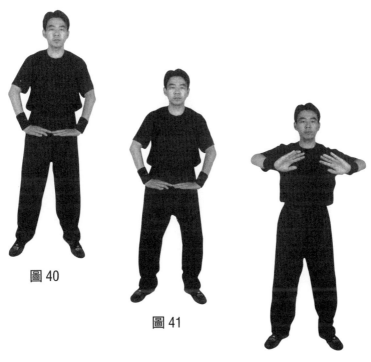

圖 40

圖 41

圖 42

（4）呼氣不停；兩掌提至頭位時，再向左右分開落下，分別落向兩股外側；兩膝漸開。（圖43、圖44）

（5）兩掌分至兩股外側（避免緊貼，但也不宜過遠，同於「舉掌下按式」開始姿勢），掌心向前，五指伸開，虎口向外；膝已伸開；同時停止呼氣，並咽氣一口。（圖45）

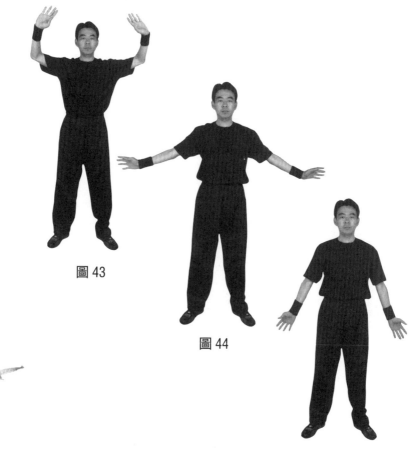

圖43

圖44

圖45

九、雙爪按腹式

（1）承接上式。左腳向前稍跨一步；兩手掌心變為向下，掌指向外，虎口向前；同時用嘴吸氣。（圖46）

（2）兩膝稍屈；閉嘴沉氣，貫注丹田，下腹前擁。（圖47）

（3）兩手變爪，爪心向裏，強按下腹，下腹也用力向前迎合；兩下相抵，漸漸加力；同時鼻中呼氣。（圖48）

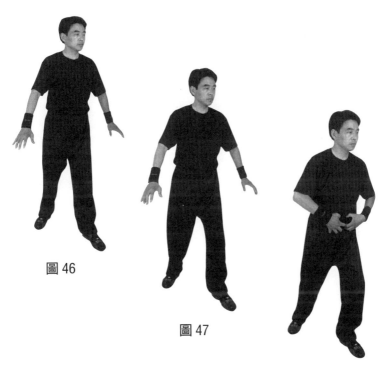

圖46

圖47

圖48

（4）上為左式。而把右腳跨出即變為右式。右式與左式動作相同，左右相反。（圖49～圖51）

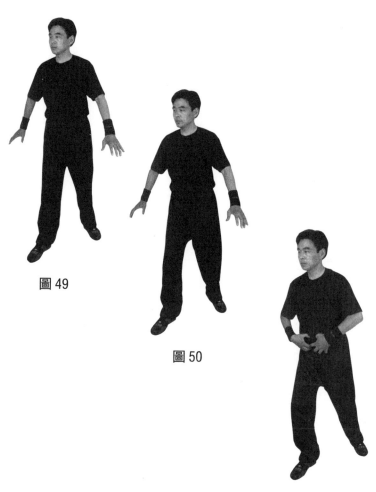

圖 49

圖 50

圖 51

散 氣 功

「散氣之功，鼻呼鼻吸；散氣流形，貫通四肢」。

散，千萬不要誤解為鬆散、散亂等意，一定要理解為散佈、散發、散通、散達、貫通等意。

一、順氣調息式

順氣調息式要在吞吐功後、散氣功前習之，目的是使心意平定，呼吸順遂，周身緩勁，以備散氣，行功貫通。既是吞吐之收功，又是散氣之開功，承上啟下，不可或缺！

身體自然正立；兩膝伸開，腳跟併攏，腳尖外分；兩腕微靠兩股，腕節微挺，五指自然分開，掌心向下，虎口向前；頭直頷收，頂頭沉肩，兩眼平視；舌輕上捲，微觸上腭，閉口合齒，呼吸用鼻。（圖52）

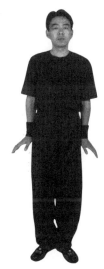

圖52

先以鼻加深呼吸幾次，意注重吸，充氣補氧，感覺氣足不虛即可。然後再行調息，調息即適度調節呼吸，總以悠勻順遂為要，不能過於輕飄浮淺，也不能過猛過深，當然更不能忽鬆忽緊、忽淺忽深。

調息時的呼吸頻率練者自己要把握好，決定好，按此度數練習下去。調息時心中不必計數，意念直接收歸丹田，鼻中一呼一吸，腦中一心一意，腹中一開一合，相因節制，立刻見效。

如此調息，自然順氣，即練下式。

二、左右甩掌式

（1）高騎馬樁，兩腿不用深屈；身體正直，兩肩輕垂；雙手自然掌，掌心皆向下，左掌向正左平伸，位高同肩；右臂向裏彎曲，右掌停置左肩前；頭稍左斜；此時肩須極力鬆勁（不能僵硬，僵硬則氣滯，氣滯則勁板，何談貫氣注勁）；用鼻吸氣（抿唇合齒，舌抵上腭，氣息悠勻），貫注丹田。（圖53）

（2）氣吸好後，右掌即開始向右平甩，肘節伸開；左臂向裏彎曲，左掌停於右肩前，兩掌掌型不變；頭稍右斜，雙目隨動；同時用鼻呼氣，丹田有力，使氣貫肢。此為左式，左式向右甩。（圖54～圖56）

吸好是多少？吸少吸多都不算好，只有適度算好。吸少了，底氣不足，蓄力不全；吸多了，過猶不及，丹田不靈，力反拘滯。各人根據個人適應程度，自行控制，自行把握。

　　用鼻呼氣速度、長度，要與甩手動作協調一致，不得丟斷。此動速度初習宜柔，熟練後漸快，意念變強。

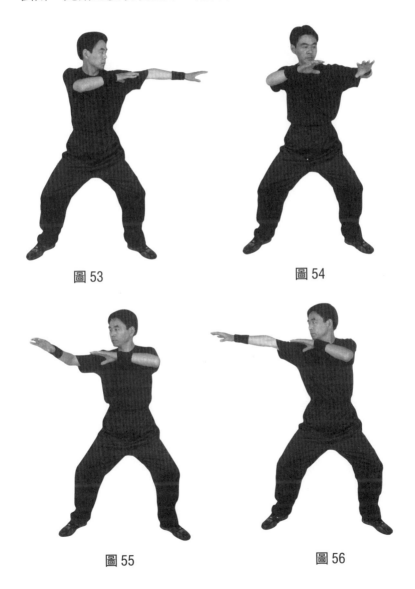

圖 53　　　　　　　　　　　　圖 54

圖 55　　　　　　　　　　　　圖 56

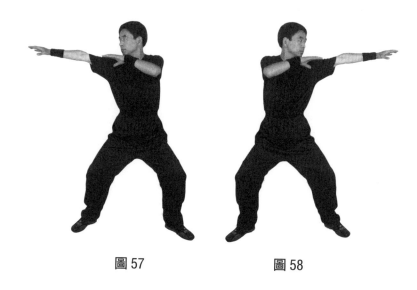

圖 57　　　　　　　圖 58

（3）把氣呼好，姿勢不變，然後用鼻悠勻吸氣。此為右式開始。（圖 57）

（4）右式向左甩掌，動作與左式相同，左右相反。自請參考，不作細述。（圖 58）

如此左右甩掌，反覆練習。鬆肩甩掌，疏通氣道，貫通內氣，氣貫力萌，強筋壯骨。

三、分拳蹬腿式

（1）右拳虛握，屈肘胸前，拳心向內；左拳虛握，屈肘胸前，拳心向外；右臂在內，左臂在外，兩臂在胸前交叉相貼；左腿提起，右腿伸直；鬆肩（易於引氣），落胯（氣不上浮），頭頂上頂（提神增勁）；同時用鼻吸氣，貫注丹田。吸氣要領同於前式，自請參照。（圖 59）

（2）氣吸好後，左腿猛力蹬出（腳跟用力下蹬，腳尖勾起，蹬出後腳不著地，離地適距）；兩拳猛力分開（左拳向下，拳心向後；右手向上，拳心向前）；同時鼻中呼氣；丹田有力，使氣貫肢。此為左式。（圖60）

（3）左腳著地，左腿伸直，右腿提起；將兩拳收回，左手虛握，屈肘胸前，拳心向內，左臂在內；右手虛握，屈肘胸前，拳心向外，右臂在外；同時鼻中吸氣，蓄勢蓄勁。此為右式開始。（圖61）

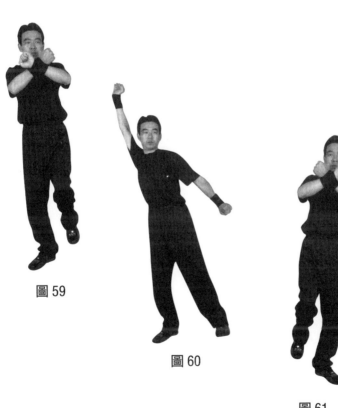

圖59

圖60

圖61

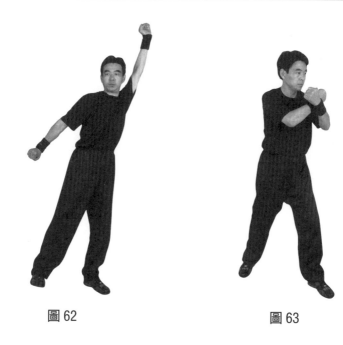

圖 62   圖 63

（4）右式與左式動作相同，左右相反。（圖 62）

如此左右式往復練習。但在兩手向左右上下分時，須應呼氣之勢，並用撐力，分而撐出，有如托沉重物狀，足底似蹬千斤石狀，而心中默念使氣貫肢。初習不能過猛，漸力漸進為要。

本式效果最大，初習頗苦，不幾日即周身酸痛。習久功深，則肌肉堅實，氣貫四肢，動作時骨節啪啪作響。

四、前後伸掌式

（1）左腿前伸，膝節適屈，右腿伸開，成左弓箭樁；兩拳握住，屈肘胸前，右拳在內，左拳在外，兩拳拳心皆

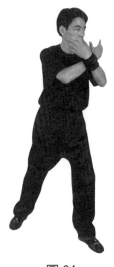
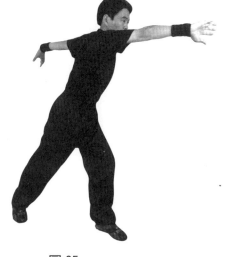

圖 64   圖 65

向內；鬆肩，落肘（藏勢蓄力），頭頂上頂；同時鼻中吸氣，貫注丹田。（圖63）

此勢中手型也可使用掌型，這樣練習下動時就不用變換。即兩掌置於胸前（屈肘），右掌在內，左掌在外，兩掌掌心皆向內，五指皆分開。（圖64）

（2）氣吸好後，右拳變掌，向前猛力伸出，五指分開，掌心向前，指端向左；左拳變掌，猛力向後伸出，五指分開，掌心向後，指端向左稍下沉。

兩臂向前後伸出時，右手須用「撐力」，左手稍含「摟力」，兩肩鬆開，周身抖擻，丹田有力，使氣貫肢，同時鼻中呼氣。（圖65）

（3）待氣呼好，兩手收回，變掌為拳，屈肘胸前，右拳在內，左拳在外，兩拳拳心皆向內；同時鼻中吸氣，貫注丹田。（圖66）

此勢中手型也可使用掌型，即兩掌收回，置於胸前，右掌在內，左掌在外，兩掌掌心皆向內，五指皆分開。（圖67）

（4）待氣吸好，左掌向前，右掌向後，猛力伸出，左手掌心向前，指端向右；右手掌心向後，指端向右稍下沉。

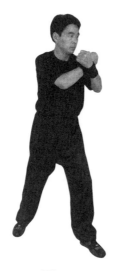

圖66

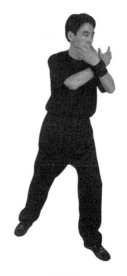

圖67

　　兩掌伸出時，左手須用「撐力」，右手稍含「摟力」，鬆肩，周身抖擻，丹田有力，使氣貫肢，同時鼻中呼氣。此為左式。（圖68）

　　「撐力」「摟力」並不神秘，也不難學，只要掌上貫上內力，兩手腕節前後收合挺起，自然撐摟。練者自學時，沒有老師指導，不明撐摟，唯恐做錯，妄加猜測，影響練功，大可不必，特此提醒。

　　（5）左式練罷向後撐身即可練習右式。右式與左式動作相同，左右相反。

　　右式第一種練法。（圖69～圖72）

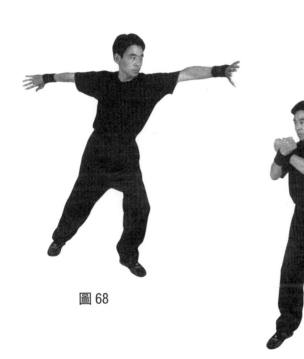

圖68

圖69

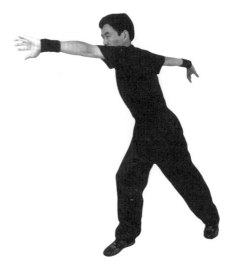

圖 70

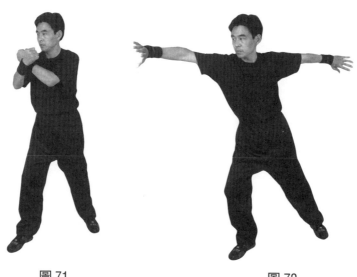

圖 71   圖 72

右式第二種練法。（圖 73～圖 76）

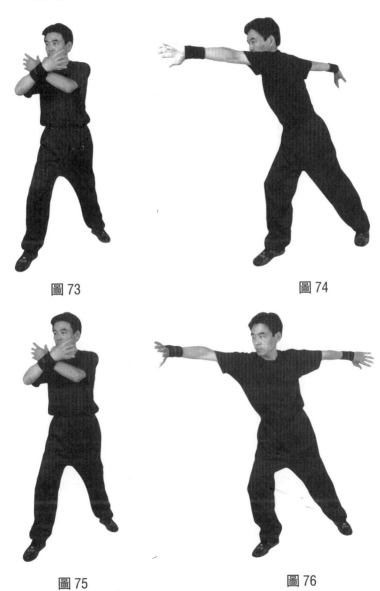

圖 73　　　　　　　　圖 74

圖 75　　　　　　　　圖 76

如此左右往復練習。本式初習頗苦，甚至周身酸痛，尤以腋脇較為吃力。習之百日，則肌肉堅實。勤習一年，則氣隨意注，內勁貫肢，骨節啪啪作響。

五、雙手揉球式

（1）騎馬樁，兩膝稍屈；兩臂彎曲，兩手成自然掌，置於腹位兩旁，掌心向下，指尖向前，虎口要圓；鬆肩，頭頂上頂，頸須挺直，鎮靜丹田。（圖77）

左右式往復練習時中間不必再回此預備勢。

（2）左掌提起，屈置左腋窩，指端漸向後，掌心漸向上；右掌提起，由胸前移置左掌前，指端漸向前，掌心漸向上；鬆肩，落胯；同時鼻中吸氣，貫注丹田。（圖78）

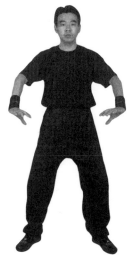

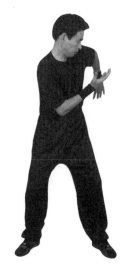

圖77　　　　　　　　　　圖78

　　（3）待氣吸好。右掌由左肩前位向前伸出，掌心向上；左掌沿左腋窩向後伸出，掌心也向上，鬆肩，使左臂向後伸直；同時鼻中呼氣；兩手五指強伸，使氣貫注。（圖79）

　　（4）把氣呼好。左掌向前移動，掌心由上漸向裏向下翻轉；右掌漸向左胸前移動，掌心仍保持向上；頭身皆向左轉；同時鼻中吸氣，貫注丹田。（圖80）

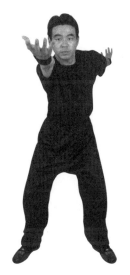

圖 79

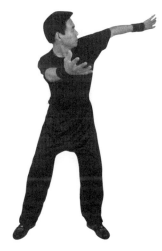

圖 80

（5）身稍右轉；兩手緩緩移動，兩臂漸漸彎曲，待左掌移至額左前，右掌移至左胸前，此時兩手掌心已上下斜對；鼻中吸氣不停。（圖81）

本式第4動和第5動是雙掌即將翻轉揉球前的準備動作，並且是連貫動作，不可停頓，鼻中吸氣，一氣呵成。

（6）待氣吸好。兩掌開始翻轉，如揉空懸之球，右掌提起，揉轉至額前；左手下落，揉轉至胸前；兩掌仍保持相對；同時鼻中呼氣。（圖82）

兩手緩而有勁，氣隨意注。上為左式。

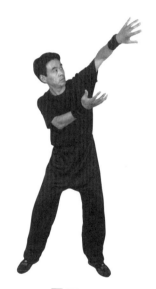

圖81

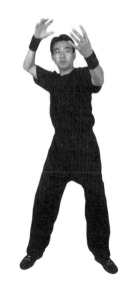

圖82

（7）再練右式。右掌下落，屈置右腋窩，掌心漸向上，指端漸向後；左掌右擺，移置右手前，指端漸向前，掌心漸向上；同時鼻中吸氣。此為右式開始。（圖83）

（8）右式與左式動作相同，左右相反，要領相同，自請參照。（圖84～圖87）

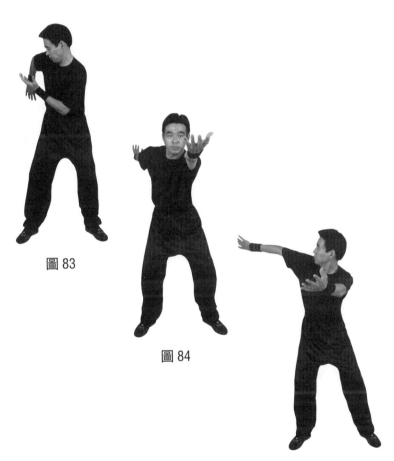

圖83

圖84

圖85

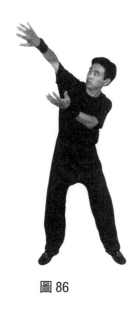

圖 86

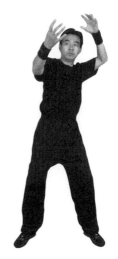

圖 87

　　如此左右互換，自然連接，往復練習。初習不順，可先熟悉動作，再加呼吸，慢慢體會，並不難學。

　　本式初習腰腹兩脇苦甚，待習百日，感覺胸襟開闊，爽快異常。勤習一年，氣勁貫肢，從丹田到腋肋漸達指掌，自有大用。

六、左右推揉式

　　（1）騎馬樁，兩膝稍屈；兩臂彎曲，兩手成自然掌，置於腹位兩旁，掌心向下，指尖向前，虎口要圓；肩鬆下，胸開張，頸宜直，頭頂上頂，閉口藏舌，鎮靜丹田。

（圖88）

左右式往復練習時中間不必再回此預備勢。

（2）上身稍向左傾，右肩略垂；右掌準備做左前推揉，左臂彎曲，左掌也準備向前推揉，即右手下沉，左手上浮，兩掌尖皆向右扭，兩腕順勢稍挺；同時鼻中吸氣，貫注丹田。（圖89）

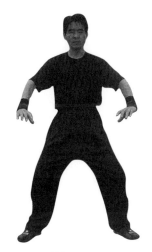

圖 88

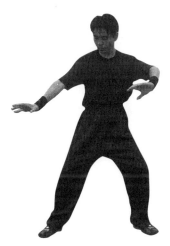

圖 89

（3）待氣吸好。兩手掌心漸轉向左前方，指端漸漸轉向上方，頭向左轉，兩手含揉推之勢；同時鼻中呼氣，丹田有力，使氣貫肢。（圖90）

（4）兩掌繼續向左前推揉，左膝漸屈，右膝漸直；鼻中呼氣不停。（圖91）

（5）待推揉至兩臂伸開時，右臂漸屈，左臂稍屈，兩掌掌心皆轉向前，指端皆轉向上，虎口斜對，作向回帶領之勢，身體略收；呼氣不停。（圖92）

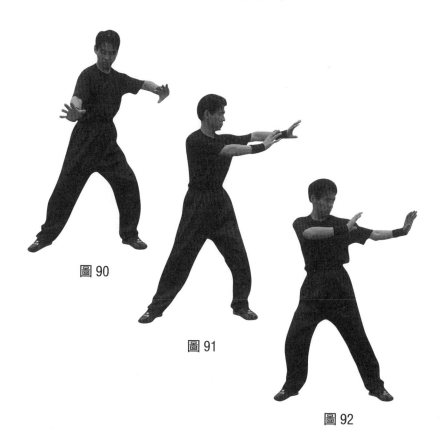

圖90

圖91

圖92

以上為向左推揉式，乃陽柔陰剛之勢。

（6）待氣呼好。雙掌撤勢，準備開始向右推揉；同時鼻中吸氣。（圖93）

（7）向右推揉式與向左推揉式動作相同，左右相反，要領相同，自請參照。（圖94～圖96）

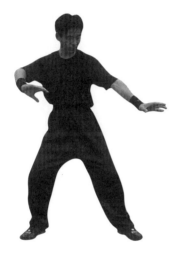

圖93

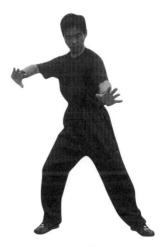

圖94

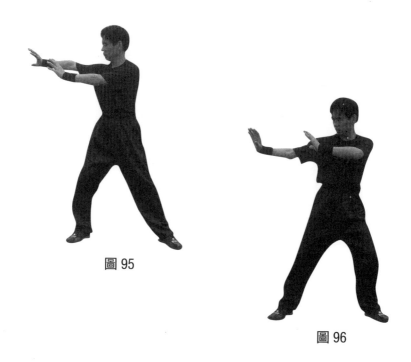

圖 95

圖 96

　　如此左右互換，自然連接，往復練習。此式初習時，要領不易領悟，動作常常僵硬不靈，並且呼吸與動作脫節，不能協同，學者不要急躁，慢慢體會，多多練習，自有豁然貫通之時。

　　習之百日，則丹田有力，腰背強健，臂掌堅實。勤習一年，則氣隨意注，只要動手運勢，立感無窮之勁迸發，直達梢節，極具妙用。練武的非常羨慕「虎背熊腰」「臂若鋼索」「力大無窮」，望請多習本式，必有斬獲。

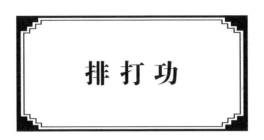

排打功夫，不加外硬，自打自挨，易於操作，不易出偏。

內勁外力，內外兼修，內壯外強，正法有恆，積健為雄。硬功初生，抗力初具，不畏痛楚，不畏拳腳，護體自保，大功有望。

根據筆者多年練功和教學經驗所得，排打功最好先排丹田，後打心窩，再肋、胸、頭、背等，由根到梢，由中到邊，循序漸進。按此順序排打的好處，既利於順氣貫氣，又因為先本後枝，不易出偏，不易丟功。

一、排腹左右式

（1）左足踏出，左膝彎曲，右腿蹬開，成左弓樁；左拳緊握，左肘屈置左肋處，拳心向上；右拳緊握，提置額上，拳心向前；同時用嘴吸氣（參照吞吐功），意想氣貫丹田，或默念腹堅如石。（圖97）

（2）待氣吸好。急將右拳排擊左小腹（拳心向內），

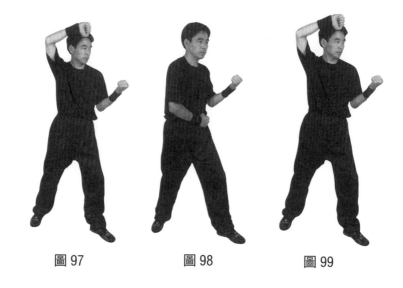

圖 97　　　　　　　圖 98　　　　　　　圖 99

腹稍向前迎抵；同時鼻中呼氣（閉嘴咬牙，以下皆同）。
（圖 98）

　　氣要吸好！吸不好，力就蓄不好，力蓄不好，就難以
抵抗擊打，不易出功，容易受傷。

　　本式用拳排打時可以使用拳心部位，也可使用拳眼部
位。使用拳心部位排打，拇指指尖要緊扣食指旁，要使拳
內成一平面，這樣便於發力，不挫拇指。使用拳眼部位排
打，拇指壓扣在食指與中指上面，握緊即可。學者請注意
這一點。

　　（3）右拳提起，仍置額上，同時用嘴吸氣，氣貫丹
田。（圖 99）

　　（4）待氣吸好。急將右拳排擊右小腹，同時鼻中呼
氣。（圖 100）

　　（5）以上為左式。右式與左式動作相同，左右相反，

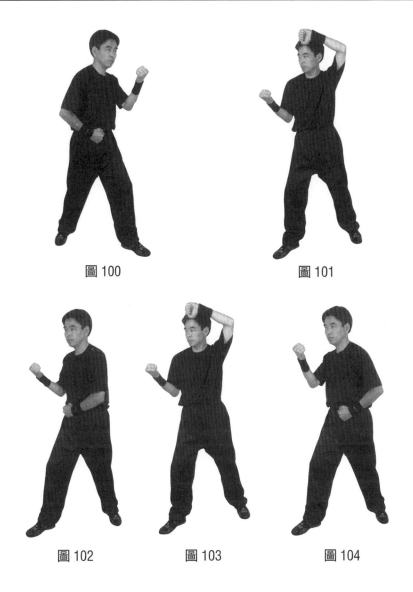

圖 100　　　　　　　　　圖 101

圖 102　　　　圖 103　　　　圖 104

要領相同，自請參照。（圖 101～圖 104）

左右往復排擊，排擊時使小腹有力，而且前迎。同時，氣要呼好，即呼氣要與擊力著身相應，一動即呼，一中呼好，不能早也不可遲，如此心意領氣，呼吸合形，內氣摧力，則心、氣、力一致，其效自現。呼氣隨著打力增大而呼出加速、聲音加高（主要發「哼」音，以下皆同）。

排打當以漸漸加力為要，不可猝然猛打，防止受傷害。此式初習者苦之，且覺痛楚。習之百日，則小腹漸漸堅實（初具韌勁，腹之兩旁，大筋也漸漸騰起）。勤習一載，則氣貫丹田，筋皆騰起，各寬寸餘，硬如木石，用力觸摸，可以驗證，任人拳擊，毫不畏懼。再加操硬，即成「鐵肚功」。

二、排打心窩式

（1）左弓樁；左拳緊握，左肘屈置左肋，拳心向上；右拳緊握，提置額上，拳心向前；同時用嘴吸氣，默想氣由丹田貫入心窩。（圖105）

（2）待氣吸好。急將右拳排擊心窩，心窩稍迎，同時鼻中呼氣。（圖106）

（3）以上為左式。右式與左式動作相同，左右相反，要領相同，自請參照。（圖107、圖108）

初習者，須輕輕擊之，不可用猛力，宜漸漸增加力量。習之百日，胸肌堅實。勤習一年，氣隨意注，不畏拳擊。

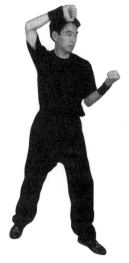

圖 105

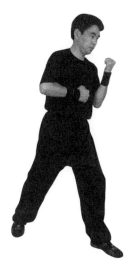

圖 106

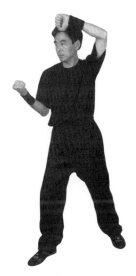

圖 107

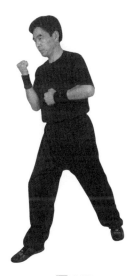

圖 108

三、排肋左右式

（1）左弓樁；左拳緊握，左肘橫屈肩前，拳心向前；右拳緊握，斜拖於後，拳心向右，蓄勢欲打；同時用嘴吸氣，氣貫左肋。（圖109）

（2）待氣吸好。急將右拳排擊左肋；同時鼻中呼氣。呼氣要與拳擊著肋同時並行，且肋稍前迎。（圖110）

（3）以上為排肋左式。右式與左式動作相同，左右相反，要領相同，自請參照。（圖111、圖112）

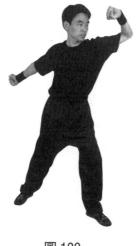

圖109

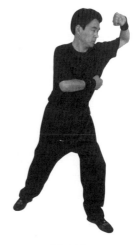

圖110

　　肋部脆弱，受擊很疼，初習時練者一定要有毅力耐
受，不要怕吃苦，自然成大功，並且要循序漸進，不得操
之過急，防止出偏差，受傷害。

　　正確習之，不出百日，兩肋肌骨漸變堅實，抗力增
強，疼感減輕。勤習一年，即可不畏痛楚，兩肋堅實異
常，承受拳擊自然不在話下。

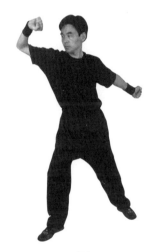

圖 111

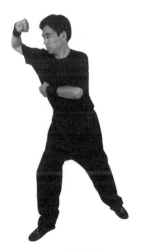

圖 112

四、排胸左右式

（1）左弓樁；左拳握緊，拳心向裏，屈肘胸前；右拳握緊，斜拖於後，拳心向右，蓄勢欲打；同時用嘴吸氣，氣貫前胸。（圖113）

（2）待氣吸好。急將右拳排擊左胸；同時鼻中呼氣。呼氣要與拳著胸同時並行，且胸稍迎抵。（圖114）

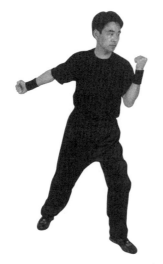

圖113

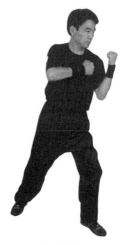

圖114

（3）以上為排胸左式。右式與左式動作相同，左右相反，要領相同，自請參照。（圖 115、圖 116）

本式練習百天，前胸肌肉突起，抗力大增。勤習一年，即可不畏拳打腳踢，堅強異常，從此迎面前胸致傷害命之六大要穴可保無慮。

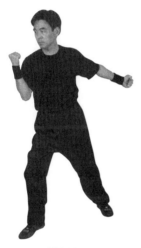

圖 115

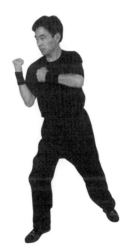

圖 116

五、排頂左右式

（1）騎馬樁；左掌置於左肋旁，掌心向上；右掌前伸，掌心向上，掌指適當分開，蓄勁欲打；同時用嘴吸氣，氣貫頂門。（圖117）

（2）待氣吸好，急將右掌掌根拍震頭頂；同時鼻中呼氣。呼氣要與右掌拍頂同時並行，且頭要前趨迎抵。（圖118）

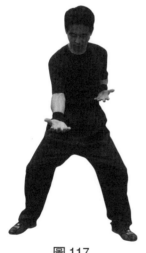

圖117

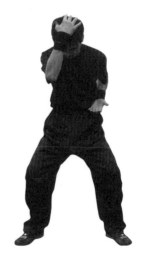

圖118

（3）以上為排頂右式。左式與右式動作相同，左右相反，要領相同，自請參照。（圖119、圖120）

頭骨甚薄，初習時內氣不能十分鼓注包羅，因此用力要小，漸次力猛，並須自己留意，若覺痛感過強，則應輕緩。

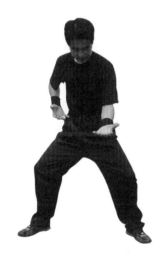

圖119

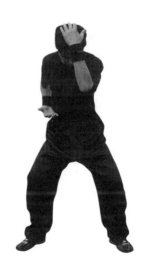

圖120

六、排臂左右式

（1）左弓椿；左臂伸出，稍微彎曲，左拳拳心向右，拳眼向上；右臂屈置額前，右拳拳心向外，拳眼向下；兩拳握住，鬆肩，落胯，頭頂上頂；同時用嘴吸氣，氣貫右臂。（圖 121）

（2）待氣吸好。右臂猛力下擊；左拳變掌（掌心向上），接擊右前臂，右肩極力下沉，右臂前推，右手食指極力伸直（手心向左）；右前臂與左掌接觸時，含圈力向前抵；同時鼻中呼氣。此為左式。（圖 122）

本式蓄勢和排臂的手型可以也使用掌型，直接下擊和接擊，這樣更易操練。下面以左式為例說明。

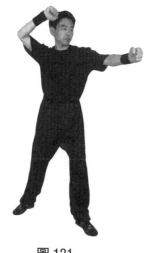

圖 121

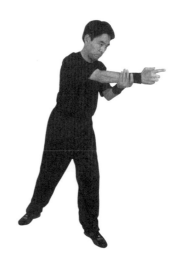

圖 122

【蓄勢】左弓樁；左臂伸出，稍微彎曲，左掌五指分開，掌心向下，虎口向右；右臂屈置額前，右掌五指分開，掌心向前，虎口向下；鬆肩，落胯，頂頭；同時用嘴吸氣，氣貫右臂。（圖123）

【排臂】待氣吸好。右臂猛力下擊；左掌翻轉（掌心向上），接擊右前臂，右肩極力下沉，右臂前推，右掌掌心向裏，掌尖向前；右前臂與左掌接觸時，含圈力向前抵；同時鼻中呼氣。（圖124）

（3）右式與左式動作相同，左右相反，要領相同，自請參照。

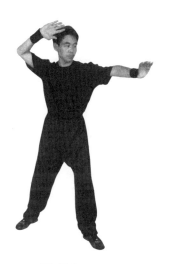

圖123

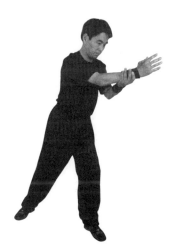

圖124

右式第一種練法。（圖125、圖126）

右式第二種練法。（圖127、圖128）

習之百日，則肌肉堅實，氣隨意貫。

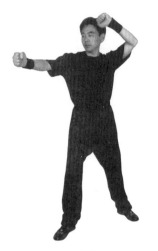

圖 125

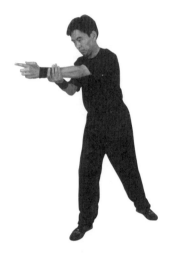

圖 126

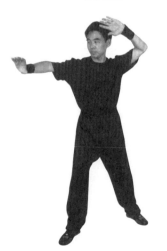

圖 127

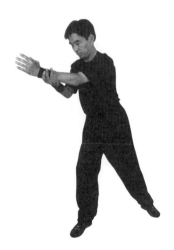

圖 128

七、雙臂互撞式

（1）騎馬樁；兩手成自然掌，置於腹位兩旁，掌心向下，指尖向前，虎口要圓，兩臂彎曲，鬆肩，落胯，頭頂上頂；同時用嘴吸氣，氣貫兩臂。（圖129）

（2）待氣吸好，即將兩臂向中央互撞，左臂在下，右臂在上；同時鼻中呼氣。（圖130）

（3）兩臂張開，同時用嘴吸氣，氣貫前臂（如本式

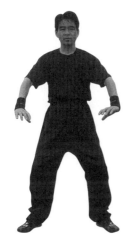

圖 129

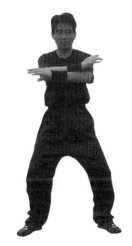

圖 130

1）。（圖131）

（4）兩臂再猛向中央互撞，右臂在下，左臂在上；同時鼻中呼氣。（圖132）

如此左上右下、右上左下往復互撞若干次。初習時，兩臂不必用力相撞，輕輕接觸即可。待習之日久，再猛力相撞。

習之百日，則臂膊肌肉堅實。習之一載，運氣用意，則前臂堅如鐵石。

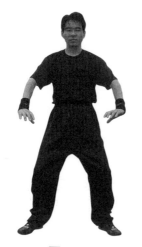

圖131

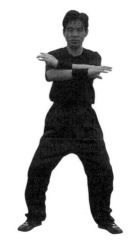

圖132

操 硬 功

　　操硬功,也叫硬操功,簡稱操功。其使用堅硬物件擊打身體,配合呼吸意念等,久練可使人獲得強大的抵抗內力,不畏痛楚,不怕重擊。

　　操硬功比排打功刺激更為強烈,排打有成,操硬易得,排打不成,不易操硬。一旦操硬開練,也要循序漸進,先輕後重,先慢後快,千萬不可操之過急。急必傷身,硬物之傷,非同小可,輕則致殘,重則不治。練者一定要謹慎再謹慎!

　　操硬之功,硬物擊身,成則身如鐵石,威力極大。但要想練成,既要練功得法,又要吃苦耐勞,不得法練不成,不吃苦練不成,得法不吃苦也不成,吃苦不得法也不成,功成極難。

　　筆者對此加一提醒,而今已經不是「冷兵器」稱雄時代,強身健體為要,就不必再硬操爭勝,可以乾脆不練。若為繼承武林絕學者,另當別論,筆者當然大力支持,請看下面練法秘傳。

一、木磚操腹式（鐵肚功）

（1）左弓樁；左拳緊握，置於身旁；右手緊握木磚，提置額上；同時用嘴吸氣，氣貫丹田。（圖 133）

（2）待氣吸好，即將木磚大面排擊小腹中部，同時鼻中呼氣（閉嘴咬牙，以下皆同）；小腹前迎，心中可默念「腹堅如鐵」。（圖 134）

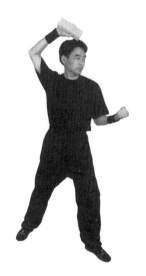

圖 133

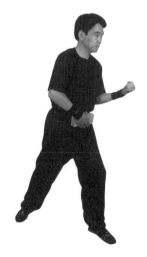

圖 134

（3）上為左式（左式順勁，一般人習慣常練）。右式
與左式動作相同，左右相反。其他細節可參考「排打
功」。（圖135、圖136）

經過排打功「排腹左右式」練習，腹之兩旁，筋皆騰
起後，不必再分左右細練，宜直操腹中，整體振盪。再者
木磚較大，正好適合練習。

木磚橫平，手指不要突出磚面，防止格手。習之三月，
改換火磚，如此勤習，「鐵肚功」成，小腹堅如鐵石。

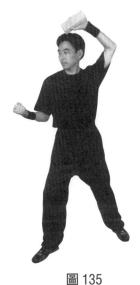

圖135

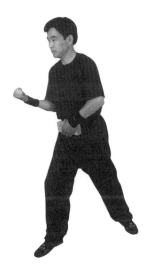

圖136

二、散竹操腔式（鐵板功）

（1）左弓椿；左拳緊握，提置身旁；右手緊握散竹，舉於右側，蓄勢欲打；同時用嘴吸氣，默想氣貫上身，自信肋胸（肋胸俗語合稱腔子）堅如鐵石。（圖 137）

（2）待氣吸好，右手將散竹掄起，向左肋、左胸硬操（不是一次打兩部位，而是分次操擊），同時鼻中呼氣，發功迎擊。（圖 138、圖 139）

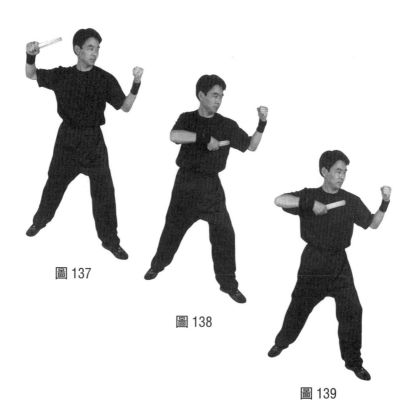

圖 137

圖 138

圖 139

（3）以上為左式。右式與左式動作相同，左右相反。
（圖 140～圖 143）

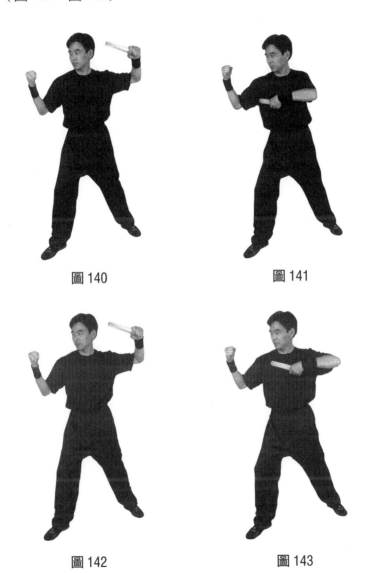

圖 140　　　　　　　　圖 141

圖 142　　　　　　　　圖 143

　　散竹打力柔和，初練容易忍受。其用竹條或竹筷捆綁製成，長粗適宜，棒形最好。衣服不可過薄，也不可過厚。以散竹擊時，初習覺痛，以不至外傷為度，最好身著薄絨衣。習之功深，赤身也可耐受。

　　已有基礎後即改用鐵掃帚、木磚、火磚、鐵尺等，硬上加硬，功上加功。例如，木磚操肋。（圖144、圖145）

　　本式功成，則整扇肋胸如鐵板一塊，隨意挨打，不會損傷，功力驚人。用於實戰，任敵來拳打腳踢，如同撓癢。

　　黃現師傅對於本功已入深境，胸脇都可以彎鐵斷棍，筆者用手撫摸，其胸脇沒有下陷，密若無縫，真正下了苦工夫。

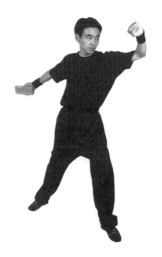

圖144

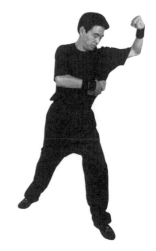

圖145

三、沙袋操頂式（鐵頭功）

（1）騎馬樁，兩膝稍屈；雙手在前，緊握沙袋；同時用嘴吸氣；氣貫頂門，默念堅如鐵石，充滿自信。（圖146）

沙袋用粗布數層，內盛煉製之鐵砂及綠豆、麩子（裝物宜粗、宜大，但千萬不能有尖銳之物），製成方形或棒形。

鐵砂最好煉製，即用細鐵珠、鐵砂盛於舊鐵鍋內炒紅，浸入鮮豬血內，炒七次，浸七次，再埋入土中二十一天，去其火性。

（2）待氣吸好，兩手合力，掄起沙袋向頂門擊之，等砂袋擊下時，須收下腭，頭頂向上頂、向前迎；同時鼻中呼氣。（圖147）

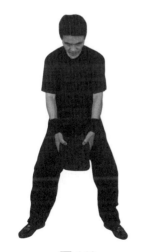

圖146

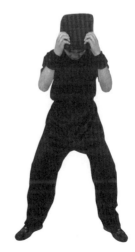

圖147

初習者因頭部沒有受過外力難以適應，甚至會感頭痛。只要不放棄，不怕苦，不操之過急，緩緩加力，自有進步。

四、木板操頂式（鐵頭功）

（1）騎馬樁，兩膝稍屈；雙手在前，緊握木板；同時用嘴吸氣；氣貫頂門，默念堅如鐵石，充滿自信。（圖148）

（2）待氣吸好，兩手合力，掄起木板向頂門擊之，在木板擊下時，須收下腭，頭頂向上頂、向前迎；同時鼻中呼氣。（圖149）

木板的長度、寬度及厚度都要選擇好，表面要刨平。習之百日，頭頂堅實，已可耐硬。再操磚擊，即成大功。

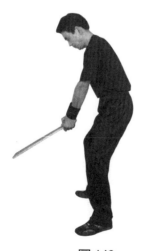 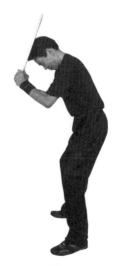

圖148　　　　　　　　圖149

五、火磚操頂式（鐵頭功）

（1）騎馬樁；初習者將沙袋放於頂門上；左手將火磚（火燒建築用磚）1～3塊，放於沙袋上，扶住塊磚下緣，免其落地；右手另持一磚，伸開右臂；同時用嘴吸氣，氣貫頂門。（圖150）

有基礎後，去掉沙袋，將磚1～3塊放於頂門上，一手扶之；另手也持磚一塊。（圖151）

功夫大長後，頭上不墊沙袋也不墊磚，雙手持磚，準備直接擊頂。（圖152）

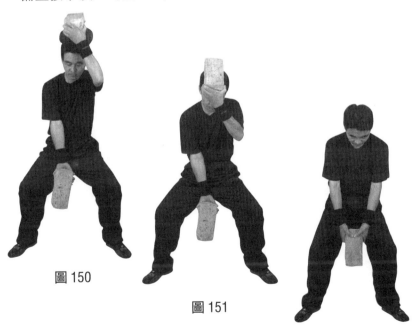

圖150

圖151

圖152

（2）待氣吸好，右手將磚掄起，擊頂門上磚（或雙手掄磚向頂門擊去）；同時鼻中呼氣。頭頂在磚擊下時，須收下腭，頭頂上頂前迎，頸挺直，自信頭堅如鐵。（圖153～圖155）

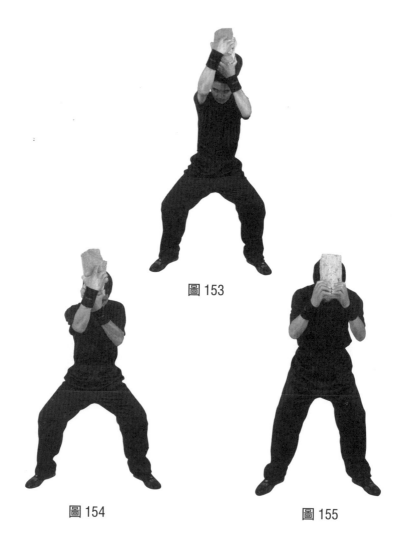

圖 153

圖 154

圖 155

　　頭上墊袋及墊磚不易傷頭。筆者實驗結果表明，習之百日，即可撞斷。

　　如操之以時，持之以恆，氣隨意注，呼氣貫頂，發功硬接，直接擊頂也可斷磚，「鐵頭功」大成。到此境界，可彎鐵尺，可折鋼尺，可碎酒瓶，可斷木棍，令人嘆服。

六、條木操臂式（鐵臂功）

　　（1）左弓樁；左肘屈置胸前，左拳緊握，拳心向右；右手緊握條板；同時用嘴吸氣，氣貫前臂。（圖 156）

　　條木是指條形木板，長度、厚度要適宜。與條木練習類型相同的有鐵尺、鋼尺等，但硬度大，初習難耐，可在條木練習有功後再行改換，練法自參。初習穿厚一些，功深再變赤膊。

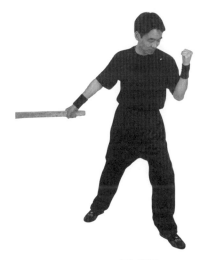

圖 156

（2）待氣吸好，右手掄起條木，擊打左前臂棱（由根到梢）；同時鼻中呼氣，發功迎擊。（圖157）

（3）以上為左式。右式與左式動作相同，左右相反。（圖158、圖159）

本式操打部位為掌根下棱，此為技擊格擋常用之處，而虎口下棱，不大常用，學者若想練習，可以變勢為：左拳緊握，左肘屈置左肋，拳眼向上；右手提起條板即可向下擊打，意念、呼吸要領不變。

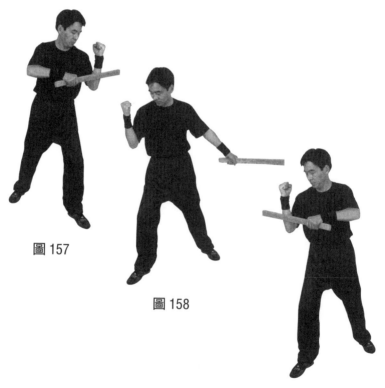

圖157

圖158

圖159

七、木棒操臂式（鐵臂功）

（1）左弓樁；左肘屈置胸前，左拳緊握，拳心向裏；右手緊握木棒；同時用嘴吸氣，氣貫前臂，自信臂堅如鐵。（圖160）

木棒主操前臂正面，因木棒是圓形，操棱易傷。

（2）待氣吸好，右手掄起木棒，擊打左前臂面（由根到梢）；同時鼻中呼氣，發功迎擊。（圖161）

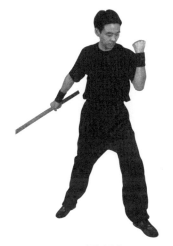

圖 160

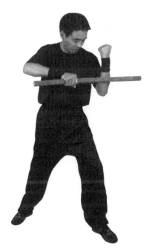

圖 161

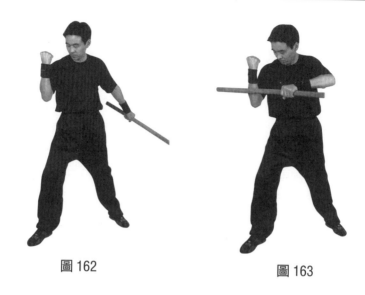

圖 162   圖 163

（3）以上為左式。右式與左式動作相同，左右相反。（圖162、圖163）

「鐵臂功」主練前臂，但要注意不可操打前臂內面，即前臂正面、側棱均可操硬，內面不可操硬，以免傷害手臂三陰經和靜脈血管，若練必傷靜脈，必致傷殘，這是筆者多年練功和教學經驗，學者必戒！

「鐵臂功」是本套功之重要功夫，不可或缺。鐵臂功成，雙臂如鐵，可以折木斷棍。用於實戰，那更無畏拳腳，敵方來打，我一發力，其觸即潰，威力無比，極具大用。

注：學者可以根據情況採用其他硬物操打，練法自參。另外，本套渾元功還有「鐵背功」「鐵脛功」，限於篇幅，不再細述，有興趣者可以參照上面操功練法，自行體悟。

調 和 功

調和功，分按摩功和散步功兩種。

調和功在硬氣功法系統中不可或缺，練功產生的明火暗疾，如果不加調和，不放火除滯，不活血理氣，將來容易致病。練功者不可疏忽，否則反受練功之害，得不償失。

一、按摩眉梢式

身體直立，兩腳分開，寬約同肩；兩手食指按於兩眉梢凹陷處（攢竹穴），轉揉小圈按摩，以消兩眼之火；兩眼極力張開。（圖164）

大拇指可以扣貼食指以助按摩力度，餘指握住。

註：練習調和功時，用鼻呼吸，緩和自然，丹田鎮靜，胸開頭頂。以下皆同。

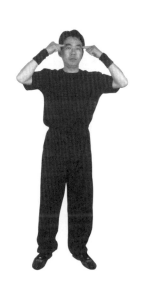

圖164

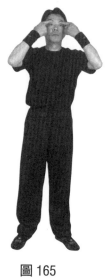

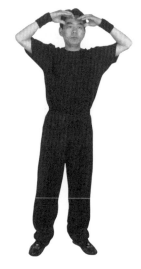

圖 165　　　　　　　　　圖 166

二、按摩眼眶式

身體姿勢不變；兩手食指按於上眼眶上，沿眼眶向外按摩。（圖 165）

如此按摩若干次，以消兩眼之火，且理氣舒肝。兩眼更極力張開，待兩眼清朗、淚水流出為度。

以上兩式，統稱「明目功」。

三、按摩太陽式

身體姿勢不變；兩手掌心向下，兩手拇指按於兩太陽穴上，強壓通耳之筋絡，向下、向後按摩，以消兩顴之火，即耳上之火；兩眼張開。往復若干次。（圖 166）

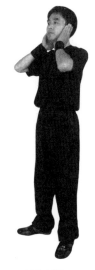

圖167

四、按摩兩耳式

又名「聰耳功」。

身體姿勢不變；兩掌伸開，按於兩耳上，使兩手食指和中指離開，挾持兩耳；兩掌用力按勁挾勁，向上向下來往按摩。（圖167）

向上勁要小，向下勁要大而長，以消兩耳之火；兩眼更宜張開。如此往復若干次，待耳中嗡嗡冒火，而腦府清朗為度。

註：五官七竅，大多相通聲氣，筆者實地經驗，硬功之火以走兩目者為多，兩耳次之，所以練功後要多加按摩兩耳兩眼。如按摩得法，決無耳朵發聾、眼起白雲之弊。

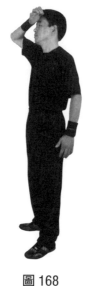 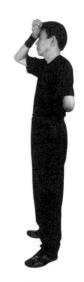

圖 168   圖 169

五、按摩額心式

　　身體姿勢不變；左右手均可，用大拇指根部內側按住額心，緩緩內圈摩動，五指彎曲，掌心向內；兩眼張開。以消額頂之火而清心祛邪（額骨通心）。（圖 168）

　　按摩時，另臂也可屈置背後命門處（另掌卡腰也可，不必拘泥）。（圖 169）

六、按摩頂門式

　　又名「摩頂功」。

　　身體姿勢不變；左右手均可，單掌掌根按住頂門各

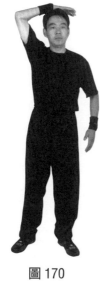
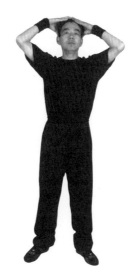

圖 170 圖 171

部，緩緩內圈摩動；兩眼極力張開，以消頂門操功吞吐之火。（圖 170）

按摩時，另一掌垂放，或另一臂屈置背後，或另一掌卡腰皆可。如此往復若干次，待火氣消而汗液降為止。

七、按摩髮根式

又名「捋髮功」。

身體姿勢不變；兩眼張開；兩掌（八字掌型）撫於頭髮前根，同時向後按摩，捋至腦後可停，連續幾次，即感精神倍增。（圖 171）

頸節前挺配合，緩緩有力，不要太快。

註：練罷這幾式後，即可隨意按摩。身體姿勢隨便，

用單手或兩手按摩周身各部，輕緩適力，以消各部之火，而行其氣，也很有用。不一一做圖示，學者自悟。

八、揉球散步式

兩手應兩腳前進之勢，往來前後旋動，猶如揉球狀；兩膝稍彎，腰節扭擺，使丹田有力，以舒各部氣血。（圖172、圖173）

放火發汗後，毛孔已開，此時怕風怕涼，須先在室內或避風處散步。

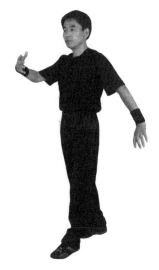

圖172

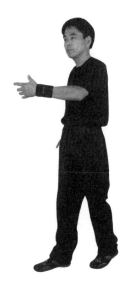

圖173

九、拍球散步式

散步前進時，兩手一上一下，如拍皮球狀；兩膝稍彎，腹部彈抖，使丹田有力，以舒上部氣血。（圖 174、圖 175）

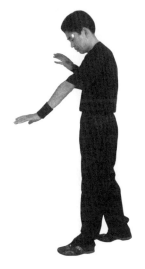

圖 174

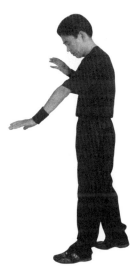

圖 175

十、前踢散步式

散步時，一腳踢起，然後前落，一腳落地，另腳踢起，如此反覆前進；兩手協動；帶動腰腹，使丹田有力，以舒下部氣血。（圖176、圖177）

按摩散步後，可再練習拳械，既能借此舒放火氣，強筋壯骨；又能熟習招法，利於實戰，可謂一舉兩得。

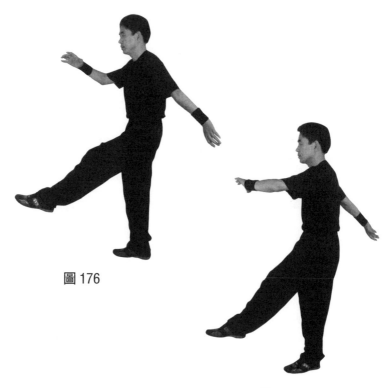

圖176

圖177

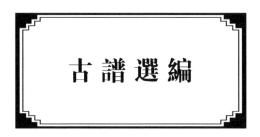

古 譜 選 編

　　筆者多年以來收集了不少渾元一氣功的古本秘笈，為利於練習者的參考與研究，今取精選粹，附在本書之末。

一、精　論

(一)氣血解

　　渾元一氣功，以氣為主，血為副。蓋氣為衛，血為營，人之一生，皆恃營衛，故曰：營非衛不運，衛非營不和。然氣為主，血為臣，衛為重，營為輕。故血有不足，可以暫生，氣而不足，立即死矣。

　　人身所恃以生者為氣。今論其概。源出中焦，總統於肺，外護於表，內行於裏，周通一身，頃刻無間，出入升降，晝夜有常，全身周章，須臾不息。曷當病於人哉，及至七情交致，五志妄發，乖戾失常，清者化而為濁，行者滯而不通，表失護衛而不和，裏失營運而勿順。氣本屬陽，縱之為火矣，所以鼓血進者，唯此氣也。

　　血者，水穀之精也，調和臟腑，乃能入於脈也。化自脾胃，總統於心，受之於肝，宣佈於肺，施泄於腎，灌注於一身，循脈環行，罔分赤白，目得之而能視，耳得之而能聞，手得之而能攝，足得之而能行，掌得之而能握，臟得之而能液，腑得之而能氣，出入升降，濡潤宣通，靡不由此也。倘或手足失之則麻木，頭失之則立即暈倒。飲食日滋，故能陽生陰長，取汁變化，而赤為血也。注之於脈，充於實，少即澀，所以借氣之發縱而實行滋養者，唯此血也。

　　總之，氣也、血也，能輔而行，不可或傷者，是以營衛運和，六經恃此生養，百脈由此充盈，即神仙之修養，靡不由此也。假使血流妄行，諸病之叢生，即死亡之凶兆也。嗚呼，血盛則容壯，氣弱則形衰，氣血即難和而易虧，可不謹慎攝養乎？

　　其攝養之道，即為渾元一氣功。蓋渾元者，練氣也，運血也，使血液運通周身筋肉間，氣息充滿於百脈中，漸漸充實而堅強之，可以沖瘴癘，冒風雨，禦寒暑，凌波浪，攖患難，忍勞苦於不顧也。使氣隨意注，從腋肋漸達欲用之部分，同時延長其呼吸量，於是食量增加，身體頑強，智力德育，與日俱增。蓋練氣者，氣勢充實而體力強，體力強而意志堅，意志堅而魄力雄，魄力雄則天下事不足為也。

　　簡而言之，人之強弱，即氣血之強弱；人之生死，即氣血之生死；人之鍛鍊，即氣血之鍛鍊，其關係豈淺鮮也。況渾元一氣功，可以使氣貫通周身，鼓氣首、胸、腹、臂、腿間，用木棍、鐵尺猛擊之，不但於人毫髮不

損，甚而棍斷尺折。蓋由於練氣者，運其氣使鼓注包羅，抵抗之耳，其能力絕大。但有一二處，唯氣行運不能達者，即面部之兩頰及鼻孔是也，它部均可避堅不畏擊。

渾元一氣功初以吞吐、散氣為準備，此步功夫，純為健臟強身之快捷方式，習之百日，即見奇效，習之一年，身體頑強。二步功夫之排打、操硬，純為自衛防身之進階，既可避堅，精習更能避銳，所謂金鐘罩、鐵布衫，雖形容過甚，亦不脫此範圍也。

習之一年，即可不畏木棍、鐵尺之擊；習之三載，周身均可避堅；精習五年，更赴以恒，則避銳功成，雖鋼刀利刃，一吞吐間，即可不畏其鋒銳。功後調和之按摩、散步，俗謂放火。氣息吞吐之火，排打操功之火，如不明放火，將來兩耳、兩目容易致疾，以走兩目者為多，兩耳次之，或它部發生病象，在氣功亦關緊要。

相因節制，渾然而成，個中奧妙，無盡境，無窮源，總之以心主形，以形攝氣，以氣運神。若夫行而化之，神而明之，體而會之，則又存乎其人。一經養練於至大，無量無邊，不可想像！嗚呼，卻病延齡，防身禦侮，尤其小者焉。

(二)腑臟解

人之一身，內而五臟六腑，外而五官四肢。五臟者，心、肝、脾、肺、腎是也。六腑者，膽、胃、大腸、小腸、三焦、膀胱是也。五官者，目肝竅、耳腎竅、鼻肺竅、口脾竅、舌心竅是也。四肢者，兩手、兩足是也。皆以筋為脈絡，筋始於爪甲，聚於肘膝，裹繢於頭面。其動

而活潑者，氣也，所以練筋必先練氣。

氣行脈外，血行脈中。血猶水也，百脈猶百川也，血循氣行，發源於心，日夜十二時，周流於十二經，瞬息罔間，潮血來回，百脈震動。肝主筋而藏血，臟腑經絡之血，皆肝之所升運。溫升者，肝之性，木升則流暢。若陷於凝淤，久而失其華，鮮紅變而紫，紫變而黑，木鬱風動，疏泄不斂而泄矣。是故血氣之性，不可逞血氣之身，練功習技者，尤當保也。

渾元一氣功練習時，以虛心凝神、排除一切雜念為主，使外魔不侵，內邪遠避，始克有成。於是治臟之法尚矣。治臟者，即調和內臟，使有病者癒其痛，無病者固其元，澄心凝神，無我無他，至靜至寂，無念無想，然後練功，可收奇效。

治臟之法，每日午前、午後靜坐，叩齒咽津，可去腑臟諸病。蓋腑臟為氣力之府，若不健全，練氣行功，焉能收效。故每日練功之前，先行此法，以祛內邪，而逐外魔，使神完氣沛，再行吞吐，則收效奇速。

人身最重要之機關為腑臟，能深解乎腑臟，其於卻病延年之道，庶幾得之矣。今將腑臟形象及受病之因、免病之訣，分類錄之，俾練氣行功者之注意也。

心臟：

其形如未開之蓮花，中有七孔三毛，位居背脊第五椎，各臟皆有繫於心，五行屬火，旺於四五月，色主赤，苦味入心，外通竅於舌，出汁液為汗，在七情主憂樂，在身主血與脈，所藏者神，所惡者熱。面赤色者心熱也，好食苦者心不足也，怔忡善忘者心虛也。心有病，舌焦苦、

喉不知五味、無故煩躁、口生瘡作臭、手心足心熱也。

肝臟：

其形如懸匏，有七葉，左三右四，位居背脊第五椎及背脊骨第九節，五行屬木，旺於春二月，色主青，酸味入肝，外通竅於目，出汁液為淚，在七情主怒，在身主筋與爪，所藏者血，所惡者風。肝有病，生蒙翳於兩眼、出瘍、流冷淚、眼下青、轉筋、昏睡、善恐如人將捕之。面色青者肝病也，好酸者肝不足也，多怯者肝虛也，多恐者肝實也。

脾臟：

其形如鐮刀，附於胃，運動消化胃內之水穀，五行屬土，旺於四季月，主黃，甘味入脾，外通竅於口，出汁液為涎，在七情主思慮，在身主肌肉，藏者志，所惡者濕。面色黃者脾弱也，好食甜者脾不足也。脾有病，口淡、惡食、多涎、肌肉消瘦也。

肺臟：

其形如懸盤，六葉、兩耳，共八葉。上有氣管，通至喉嚨，位居極上，附背第三椎，為五臟之華蓋，五行屬金，旺於秋七八月，色主白，辛味入肺，外通竅於鼻，出汁液為涕，在七情主喜，在身主皮毛，所統者氣，所藏者魂，所惡者寒。面色淡白者肺枯也，右頰赤者肺熱也，氣短者肺弱也，背心畏寒者肺有邪也，咳嗽、氣逆、鼻塞、不知香臭、多流清涕、皮膚躁癢也。

腎臟：

其形如刀豆，有兩枚，一左一右，中為命門，乃男子藏精、女子繫胞處也，位居背脊第十四椎，對臍附腰，五

形屬水，旺於冬十月十一月，色主黑，鹹味入腎，外通竅於耳，出汗液為津，在七情主欲，在身主於齒，所藏者精，所惡者燥。面色黑悴者腎虧也，陽事痿而不舉者腎弱也。腎有病，腰中痛、膝冷、足痛或痹、蹲起而骨酸、臍風牽痛、腰低屈難伸也。

（三）氣之真意

人之一身，內而五臟六腑，外而四肢百骸，以及精氣神、筋骨肉，共成其一身者也。腑臟之外有筋骨，筋骨之外有肌肉，肌肉之外有血脈。至於主渾元一身內外上下之動機者，則又氣為之也。

有氣則生，無氣則死，天地萬物，亦均莫不有氣機。吾人之死也，俗謂咽氣，蓋氣息一斷，乃告滅亡，是氣之為用大矣哉。是故練功習技者，必須練氣。

蓋吾人當由極難極亂處做去，俾腳根立定，不動不搖，即其餘未有不迎刃而解者。夫能培其元氣，守其中氣，保其正氣，護其腎氣，養其肝氣，調其肺氣，理其脾氣，升其清氣，降其濁氣，存其丹田氣，去其浮躁氣，閉其邪惡不正之氣，勿傷於氣，勿逆於氣，勿憂思悲怒以頹其氣，使氣清而平，平而和，和而暢達，暢達則通行無阻。合內外上下為一體，乃曰全功也。

蓋人之初生，本來性善，因為眼、耳、鼻、舌、身、意主司情欲，以致靈台雜亂，蔽其慧根。人氣亦然，本來完好，亦因眼、耳、鼻、舌、身、意致亂其元氣。

欲完好其氣不亂，第一須充實丹田。充實丹田者，專於積氣也，丹田乃存氣之地，應須充實之。充實之法，在

乎遲閉其眼，凝其耳韻，勻其鼻息，緘其口氣，逸其身勞，鎖其意馳，四肢不動，一心冥念，先存無我無他之想，後絕諸念之紛，默數氣息之出入，以百數為一組，凡六組，漸至於至靜至寂之境，是名曰無我無他。

第二勿他想。令丹田氣不能自主，悉聽諸於意，意行則行，意止則止。唯勿他想，自積而不溢，充而內蘊，此即孟子所謂至大至剛、塞乎天地間者，是吾浩然之氣也。然此種功夫，須在吞吐、散煞、行功前後日常習之，則氣力充，小則延年益壽，大則入於修士之門矣。氣在丹田，修練渾元一氣至大成，於是氣滿竅開，魂亦隨之出定入定，其一線相牽，一脈相連，若有若無之間，氣滿道成之後，其妙即知。但此種超神入化之境，此種牽連相合之功，須學者神而明之，體而會之，乃能臻於佳境也。

(四) 養氣解

養氣、練氣雖出一氣之源，然性命動靜之學，有形無形之術，各有不同。蓋養氣之學不離乎性，練氣之學不離乎命。神即是性，氣即是命。性、命法訣，有所明指，故養氣之術，須由性靈參入。

夫性命之道，非言語筆墨所能述其詳，況道本無言，能言者即非道，故孟子曰：難言也。今以難言而強言之，惟道本無也。無者天地之源，萬物之根，人有生死，物有損壞，道乃永存。其大無外，其小無內，視之無形，聽之無聲，而能包羅天地，彌滿六合，塞充乾坤，渾含宇宙。性命之學，亦即天地之陰陽也。

然欲養氣修命，須使心意不動。心為君火，動為像

火；君火不動，像火不生；像火不生，氣念自平。無念神自清，神清而心意定，故云：一念動時皆是火，萬緣寂淨方生真，常使氣通關節敏，自然精滿谷神存。

若能有動之動出於不動，有為之為出於無為，無為則神歸，神歸則萬物寂，物寂則氣眠，氣眠則萬物無生，耳目心意俱忘，即諸妙之圓也。如對鏡忘鏡，不忱於六賊之塵，居塵超塵，不落於萬緣之化。誠能內觀其心，外觀其形，形無其形，達觀其物，物無其物，三昧俱悟，即見虛空，空無所空，所空欲無，無無亦無。大抵人神好清而心擾之，人心好靜而欲亂之，故言神者不離性，氣者不離命，若影隨形，不爽毫釐。

蓋養氣而後氣不動，氣不動而後神清，神清而後操縱進退得宜，如是始可言命中制敵之方、健體強身之術。顧養氣之學，乃聖學之緊要關鍵，非僅邋爾拳術所能範圍者。不過拳術之功用，多在於取敵制勝、強身健體之中，故於養氣，為尤不可緩也。

(五) 練氣解

練氣與養氣雖同出於一氣之源，覺有虛實動靜及有形無形之別。

養氣之學，以道為歸，以集義為宗法。練氣之學，以運使為效，以吞吐為功，以柔而剛為主旨，以剛而柔為極致。及其妙用，則時柔時剛，半剛半柔，遇虛則柔，臨實則剛，柔退而剛進，剛左而柔右，此所謂之剛柔相濟、虛實同進者也。

老子養性練氣以致治，軒轅練神化氣以樂道。達摩參

禪，東來傳道，始傳洗髓易筋之法，而創渾元一氣功，故為技擊開山之宗。自古名賢大儒、聖人豪傑、金剛佛體，未有不養性練氣及習技者。莊子云：技也而即道也。然技雖小道，殊不知學理無窮。凡學此功者，非風神瀟灑而無輕浮狂躁塵俗之氣，而堪於聖賢名儒雅樂相稱者，不足學此技也。

夫練氣之學，以運使為效，以長吞短吐為功，以川流不息為主旨，以聽氣淨虛為極至。前為食氣出入之道，後為腎氣升降之途，以後天補先天之術，即周天之轉輪。

蓋周天之學，初作時，吞入清氣，直入氣海，由氣海透過尾閭，旋於腰間。蓋兩腎之本位在於腰，實為先天之第一，猶為諸臟之根源，於是則腎水足矣。然後上升督脈而至丸宮，仍歸鼻間，以舌接引腎氣而下，則下腹充實，漸漸結丹入田，此即周天之要義、命門秘訣，學者勿輕之可也。

(六) 運氣解

排打、操功之時，應將目的所在，默念於心，製成短簡字句，念念不絕。例如其目的胸肌堅實，且志求不畏擊，則默念胸肌堅如鐵石，氣鼓注包羅於此，在吞氣待吐之際，而施行排打、操功，如是則心、氣、力一致，而其效見矣。但在排打或操功之際，吐氣（即鼻孔醒氣）須待拳、棍、鐵尺著身時同時行之，過早過遲，均非所宜也。

此默念固不限於排打、操功，它如在習拳練功，則默念踢腿、打拳，則氣隨意注，亦收奇效。而默念字句，但須簡單、明瞭，易起感動。

次，即人在調息，而精神與思想已經飛出，作氣的運用與性靈的技擊，比較實地行拳事半功倍也。

(七) 練功之三要

練習功夫者，有三項要務，不可不知。此三項要務，即漸進、恒心、節欲是也。

凡平素未曾練過功夫之人，其全身之脈絡筋骨，縱不至若何呆滯，然亦決不能十分靈活，與練過武功者相較，自有天壤之別。此等人如欲練習武功，不論其為外功或內功，務須由漸而入，始可逐步練去，而使其脈絡筋骨，隨之而漸趨靈活。

若入手之時，即遽練劇烈之術，而用力過猛，必蒙其害。輕則筋絡之馳張失調，血氣壅積而成各種暗傷；重則腑臟受震過度，亦足以發生損裂之患。每見少年盛氣之人，學習武功，而罹殘疾癆傷等症，甚至因而夭折者，世人皆歸咎於武術之不良，實則非武術之咎，全因學者之不知漸進耳。吾人處世立身，無論何事，皆須有恒心，始可有成，學習武功，自亦不能例外。

練功之人，既得真傳之方法，與名師之指點，更當有恒心以赴之，勤敏以持之，方可有成功之望。若畏難思退、見異思遷或有頭無尾、中途停輟，是其與不學相等。吾人如與人談及此道，愛之者十常八九，唯能勤謹練習，始終不懈，而達成功之境者，實百不得一。是何故哉？豈武功之難，不易練成耶？非也，特學者無恒所致耳。若能有恒心，無論其所練者為外功、為內功，則三年小成，十年大成，必不使人毫無所得，廢然而返也。

更有一事，為練功最緊要，人所不易免者，即一欲字是也。色慾之禍，固不下於洪水猛獸之為害。唯洪水猛獸，人尤知所趨避，而色慾一事，非但不知趨避，反樂就之。其中人也深，蒙害乃易。在尋常之人，亦宜以清以寡欲為攝生之要務，而在練習武功者，於此尤甚。練習內功，本欲使其精神血氣，互相團結，而致強身健魄之果，色慾一事，實足以耗其精血，散其神氣，而羸弱其身體者也。人身氣血，既經鍛鍊之後，則靈活易動，倘於斯時而犯淫慾，則全部精華，勢必如江河之決口，潰氾無遺，以至於不可收拾。

如此而言練功，又烏足以得其益，反不如不練之為譽也。故練習內功者，必先節欲，然後可以神完氣足，精血凝固，而收行功之效也。

以上所舉三事，實為練習武功之最要關鍵，於人生有莫大之關係者。而少林門中子弟，對於此三事，皆奉為至法，不敢輕犯，此亦可見其重要矣！至於粗心浮氣之流，略得皮毛，即揚手擲足，耀武揚威，對於此等關鍵，亦漠視之。蓋非此等關鍵之不足重，蓋彼固不足以語此也。

(八) 拳械與功夫

練習武術，於拳腳器械之外，更須注重軟硬功夫。蓋拳械為應用之動作，而功夫為拳械之根本，故技擊家精拳械外，兼擅功夫，方可勝人。

功夫成，則身體強健，刀劍不傷，疾病不侵，風雨寒暑不能賊，更益以靈妙活潑之拳械，互相為用，則無往不利矣。

由是觀之，功夫與拳械，可相合而不可相離，合則各極其妙，離則各失其效。故技擊界有「打拳不練功，到老一場空」之語也。

(九)拳與氣之法理

拳術之源有考據，拳術之學尚法理。法理之中，最注重氣功。實則氣功亦有法理。

拳為有形，氣為無形，而有即是無，無即是有，種種牽連，種種暗合。法是拳，理乃氣。法有吞吐，是有形之練拳。理有吞吐，是無形之練氣。有法無理，等於捨本逐末。有理無法，不能豁然貫通。法理通，更會而調之，神以明之，斯可言渾元一氣功矣。

法理化陰陽。陽有陽勁，陽勁為硬功。陰有陰勁，陰功為軟功。無軟不硬，無剛不柔，相輔而行，天然合拍。勁中分力氣，力現於外，氣行於內。先陰後陽，左陽右陰，事半功倍，必底於成。

法理陰陽，為習拳練氣中之當然，但仍要明其所以然，則求形、氣、神鼎足而立。五合三催，八步齊趨。有形謂之形，無形謂之氣，運有形與無形而會之謂之神。手與眼合，眼與心合，肩與腰合，身與步合，上與下合，謂之五合。手催、身催、步催，謂之三催。

總之，形練之成拳，氣練之得道。立廣場中，伸手之有動作；停於靜室，神氣之有運會。其意一也，其事同也。嗚呼，天下之大，國術之廣，所言練功習技之真意，盡於此矣。

一氣之運行，出入口鼻，一時凡一千一百四十五息，

一晝一夜，計一萬三千七百四十五息，多一不能，少一不可，倘有增加，久之，非病即亡。

至於渾元一氣功之運入，可以吞吐收之，存於至深淵默之中，行之無間，綿綿如存，寂然不動，體與道合，自能卻病延年、臨機致用也。

(十)內功與外功之區別

凡練習武術之人，除各種拳法之外，必兼練一二種功夫以輔其不足。蓋以拳法為臨敵時動作之法則，而功夫則為制敵取勝之根本。

若練就功夫而不諳拳法，應敵時雖不免為人所乘，其吃虧尚小；若單知拳法而不習功夫，則動作雖靈敏，要不足以制人，結果必大吃其虧。故有「打拳不練功，到老一場空」之諺。此功夫之不可不練也。

功夫之種類，亦繁複眾多，不遑枚舉，然就大體區分之，則不出乎兩種，即外功與內功是也。外功則專練剛勁，如打馬鞍石之鐵拳功夫、鐵砂掌等，制人則有餘，而自衛則不足。內功則專練柔勁，如渾元一氣功、鐵布衫、金鐘罩等法，皆行氣入膜，以充實其全體，雖不足以制人，而練至爐火純青之境，非但拳打腳踢不能損傷其毫髮，即刀劈劍刺亦不能稍受傷害。依此而論，則內功之優於外功，固不待智者而後知也。

且練習武術之人，本以強健體魄、卻病延年為本旨，學之兼以防毒蛇、猛獸之侵凌及盜賊意外等患害，非所以教人尚攻殺鬥狠者也。故涵虛禪師之言曰：「學武技者，尚德不尚力，重守不重攻。唯守斯靜，靜是生機；唯攻乃

動，動是死機。」

練外功者，劈擊點刺，念念在於制人，是重於攻，若守則此等功夫，完全失其效用。攻則非但可以殺人，亦且足以自殺，所謂之死機。

練內功者，運氣充體，如築壁壘，念念在於自保。他人來攻，即有功夫兵刀，皆不足以傷害我，我亦處之泰然，任其襲擊，亦不至於殺人。則守之一字，其功正大，既能自保，亦正不必再出手攻人，因攻我者不能得志，勢必知難而退也，故謂之生機。

然世之學武者，又恒多練習外功，而少見練內功者，則又何故耶？因外功一事，學習既較為便利，而所費時日又較短少，無論所習者為何種外功，多則三年，少則一年，必可見效。

如練打馬鞍石，三年之後，拳如鐵石，用力一擊，可洞堅壁。至若內功，則殊不易言成，一層進一層，深奧異常，學之既繁複難行，而所費時日，亦必數倍於外功，且不能限期成功，故人皆畏其難而卻步矣。

(十一)少林武術內功與道家內功之異同

少林中之所謂內功者，是否與道家之內壯功夫相同，此問題急須解決者。

大概今人之言內功者，皆指道家煉丹修道之內功而言，所以謂少林係外家而無內功者，亦由於是。蓋少林為釋氏之徒，以拯拔一切眾生為旨，非專修一己之壽命者，故無所謂煉丹等事。

因此外界遂以為既無修練之術，自然決無內功之言

矣，此誠極大之謬誤也！

　　殊不知少林武術中之內功，與道家之內功，固截然不同，二者可相印證，可相發明，而決端不能混為一談也。然其間亦微有相同之處，即運行氣血以充實身體是也。茲且分述其不同之點，以證明少林武術中之內功，非即道家之所謂內功也，亦所以證內功，少林派中自亦有之，而非武當所專擅者也。

　　夫道家之所謂修練者，其主旨在於證道成仙，其練法則重於運氣、凝神、聚精，使三者互相結合，將本身內陰陽二氣相融會，而名之曰和合陰陽，陰陽既和，又必使其精神媾合，如行夫婦道，則名為龍虎媾。既媾之後，精神凝聚，如婦人之媾而成孕，則名為聖母靈胎。待此靈胎結成，而具我象，則名為胚育嬰兒，而大丹成矣。由此而證道登仙矣。

　　練此者為內功，而彼以燒鉛、練汞者，固不與焉。然其所謂內功，雖非如是簡略容易，但就此以推求之，則與武功，竟無絲毫之關係。雖證道之後，成為不壞之身，而不虞外面之侵害，但成者，古今來能有幾人哉？

　　至於少林中之武術內功，則無所謂靈胎胚育等能事，唯運氣則相同，其主旨在於以神役氣，以氣使力，以力固腳，三者循回往復，周行不息，則身健而肉堅矣。吾人之生也，固全恃乎氣血，而氣之運行，完全在於內府，而外與血液依筋絡而循行相應，而體膜之間，氣固不能達也。

　　少林武術內功之所謂內功者，即將氣連於內膜，而使身體堅強之法也，亦非如道家修練之氣注丹田、融精會神也。此功練成之後，雖不能名登仙籍長生不老，而全身堅

實，我欲氣之注於何處，則氣即至何處。氣至之處，筋肉如鐵，非但拳打足踢所不能傷，即劍刺斧劈亦所不懼，以氣充於內也。渾元一氣功即如此。

(十二)武術內功之主要關鍵

練習武術內功，極難入手，非若練武術外功之專靠肢體之動作與勤行不怠即可收效也。因內功之重者，在於運氣。我欲氣至背，氣即充於背；我欲氣至臂，氣即充於臂，任意所之，無往不可，斯能收其實用。試思欲其如此，談何容易。

夫氣本不能自行，其行，神行之也。故在入手之初，當以神役氣。蓋入手時毫無根基，而欲氣之任意運行，而無所阻閡，固所不能。

所謂以神役氣者，即從想念入手。如我欲氣注於背，我之意想先氣而達於背，氣雖未到，神則已到。如此久思，氣必能漸漸隨神俱到，所謂氣以神行者是也。此一步法則，亦極難辦到，由意想而成為事實，頗費周折，萬事皆然，不僅行功已也。

在初行之時，固定一部，而加以運用，先則意至，次則神隨意至，終則氣隨神至。達最後一步後，再另換一個部分，依法運行之。如此一處處逐漸更換，以迄全身。

乃更進一步，使氣可隨神運行全身各部，而毫無阻滯，斯則大功可成矣。唯「以神役氣」四字，言之匪艱，行之唯艱，練至成功，其間不知須經過多少周折，而行功唯一之關鍵，即在於此。

行功所最忌者，為粗浮、躁進、貪得、越躐等事。練

習外功者固亦忌此，然練習內功，忌之尤甚！因外功如犯此數忌，雖足以為害，而其害僅及肢體；如內功而犯此等弊病，其為害入於內部。

肢體之傷易治，內部之傷難醫，故務須注意焉！且每聞有因練習內功，而成為殘廢或發瘋癲癱瘓等症者，人每歸罪於內功之遺害，殊不知彼於行功之時，必犯上述之弊病而始致如此。

蓋粗浮則神氣易散，躁進則神氣急促，越躐即氣不隨神，貪得則神敗氣傷，要皆為行功之大害。且犯此弊病者，頗不易救。因我人之生存，全憑此一口氣息，氣存則生，氣盡則死，氣旺則康強，氣散則疾病，運行不當，氣足以致害也，不言可知矣。

粗心浮氣之人，運氣不慎，而入於岔道，不能退出，如走入盡頭之路，勢必成為殘疾；若躁進、越躐，功未至而欲強之上達，則如初能步履之兒，而使跳躍，鮮有不仆者。癱瘓瘋癲一類病症，實皆由此而致，非內功不良之足以遺害，實練習者不自審慎，以至蒙其害也。

凡練習內功之人，對於此種關鍵處，能加以注意，則難關打破，不難成功矣。我故曰：貪多務得，非但不能成功，且輕則害及肢體，重則危及生命，實自殺之道，非練功之本旨也。願學者慎之！

(十三)練功必求名師

學習武功，與學習文事，頗有不同之處。學文者但能識字，即可於書本中求其奧妙，而達於通曉之境。自己用功，即可登堂入室，故不必定須師傅耳提面命也。

練習武功則不然，縱能得其門徑及各種動作，唯其精奧之處，則殊難探得，非經名師之指點，實無從領悟也。故武術界對於師傅之尊重，其原因即在於此。

而內功一法，實為尤甚。蓋外功拳法，尚為淺顯之事，雖門外之人，不能自悟，但一經說明，定能恍然。唯內壯功夫，其理極深，且隱晦異常，非但門外之人不能自探其奧妙之所在，即經師傅指點，如自己之功夫未到者，亦不易瞭解。故內功對於師傅，更為重要，且須自入手時起，至成功而止，在此時期之中，不能一日脫離師傅。蓋師傅之指點，亦須由漸而入，逐步做去，亦非能於短期間內，傾筐倒箱以出之者。

求師實為最要之事，如從師不良，則貽誤終身。故求師必求名師，始能詳細指撥，而收探驪得珠之效。此事實一極難之事，蓋世間名師固不甚多也。「效法乎上，僅得乎中」，於茫茫人海中，欲求一術臻上乘而堪為我師者，豈易哉？

外功拳腳之術，能者尚多，求之尚易；若內功則精奧深邃，非常人能窺其門徑，而能者極鮮。欲求此項名師，誠難而又難之矣。唯因此項精奧深邃之故，更不容不有名師之指點解釋。故練習少林內功者，於精勤修養之外，更須注意於師傅之人選，然後始可循序而進，克臻大成也。

(十四)練功與修養

練習武功之本旨，實在於鍛鍊身體，使之堅實康強，亦所以防蟲獸盜賊之患，非教人以好勇鬥狠為事也，故涵虛禪師有「學習武功夫，尚德不尚力」之語。

　　夫至德所及，金石可開，豚魚能格，初不必借重武
力，而始可使人折服也。故學習武事之人，對於道德之修
養，亦為最重要之事。若不講道德，專事武功，雖未始或
可屈人於一時，然終不能使人永久佩服，蓋力足以屈人之
身，而不能屈人之心也。

　　每見武術功深之人，謙恭有禮，和藹可親，縱有人辱
之於通衢，擊之於廣座，彼亦能忍受，韜晦功深，不肯輕
舉妄動以至人於傷害也。蓋彼功夫即精，若不如此，則舉
手投足間，皆足以殺人。

　　殺人為喪德之事，故不為也。唯彼略得一二招式，粗
知武功皮毛者，則粗心浮氣，揚手擲足，欲自顯其能為，
尤為小事，甚則好勇鬥狠，動輒與人揮拳。勝亦無益，敗
或殘身，且偶然之勝，亦不可中恃，結果必有勝我之人，
此俗語所謂「有丈一還有丈二者」是也。此等舉動，實為
自殺之道，去學武之本旨遠矣。

　　以項羽之勇，而終敗於烏江，非武功之不逮，德不及
也。故德性之修養，宜與武功同時並進，而品性優良之人
習武事，則保身遠禍；性情殘暴之人習武事，則惹禍招
非，此一定不易之理也。

　　昔聞有投身少林學習武事者，主僧默察其人，趾高氣
揚，傲慢特甚，與之語，尚豪爽，乃留諸寺中。初不教以
武技，唯每日命之入山採樵，日必若干束，雖風雨霜雪，
亦不能間斷。不滿其數，則繼之以夜，稍忤意志，鞭撻立
至。其人歷盡折磨，唯以欲得其技，含忍待之。經三年之
久，驕氣消磨殆盡，主僧始授以技。此非故欲折磨之，實
以其驕矜之氣太重，學得武功，深恐其在外肇禍，累及少

林名譽也。顧此乃他人消磨之，非自己修養也。

少林十條戒約之中，亦有戒殺及好勇鬥狠一條。此又可見少林武術，對於德性之修養，宜甚注意也。

凡武術精深之人，於自身之修養外，對於收徒一事，亦須特加注意，務必擇性情優良之人，始傳以衣鉢；若性情強暴者，盡可揮諸門外，寧使所學失傳，不可將就。因此學得武藝之後，好勇鬥狠，固足害人，甚且流為盜賊，殺人越貨，尤足為師門之累，是不可不再三注意也！

既收徒之後，平日除督促其練習功夫之外，對於德性之修養，亦宜兼顧，如此薰陶，則其人將來學成必不至越禮逾分矣。

(十五)妙興大師練功習技談

妙興大師曰：技擊之道，尚德不尚力，重守不重攻。蓋德化則心感，力挾則意違。守乃生機，攻乃死機。彼攻我守，則我之心閑，我之氣斂，我之精神勇力，皆安適寧靜，於是乎生氣蓬勃，任人之攻，無所患也。

攻我者怒氣上湧，六神暴跳，而不守於舍，於是乎神輕氣散，而其力自不能聚，縱一時鼓噪，以鎮寧臨之，不須與攻殺，片時即自敗矣。故練功習技者，宜先瞭解於此，然後可以有成。

拳械與功夫猶火也，善用之，固足以生人，若不善用，亦足殺人。故前人云：用火不戢將自焚，學技不晦將自殺。老衲謂無論練功習技，首須養氣，氣沛則神完，神完則力足，力足則百體舒泰，而筋骨強健，心靈性巧，至此而利欲不能侵，榮辱不能動，威武不能屈，風雨寒暑不

能蝕，一切邪魔不能賊，能臻此境地，無論練功習技，所往皆可，而可以無患矣。

養氣之法又何如？曰：明生死，洞虛幻，悟真假，澄心志，遠思慮，絕情欲，摒嗜好，戒暴怒，如斯而已。

練少林功夫者，以強健體魄為要旨，宜朝夕從事，不可隨意作輟。尤宜深體佛門悲憫之懷，縱於功夫精嫻，只可備以自衛，切戒逞意氣之私，有好勇鬥狠之舉。老衲為此言也，亦深恐弟子有好勇之舉，終反以功夫殺其身，故爾諄諄相誡也！今之練功習技者，均宜深體斯言，勉自韜晦，以免引火自焚之禍，而得練功習技之真旨，強身延年，同證善果也。

老子曰：人神好清而心擾之，人心好靜而欲牽之。若能遣其欲而心自靜，澄其心而神自清，自然六欲不生，三毒消滅。此雖道家之言，老衲謂練功習技者，若能知此，則心靜神清，一切好勇鬥狠之事，皆可免除，而強身保命之本旨，庶乎可達。

練功習技之人，與學道修禪相似，其間不同者，特毫釐耳。皆以強身保命為宗旨，而於精氣神三者，尤當善自保之。蓋三者如傷其一，則全部被其牽動，所謂一葉落而天下皆秋也。精能生氣，氣能生神，營衛一身，莫大於此。養生之士，先實其精，精滿則氣壯，氣壯則神旺，神旺則身健，身健則少病，世之練功習技者，於此言亦宜有所領悟也。

功之深者，能以靜制動，以清制濁，不顯於人，不損於己，遇一切外魔挫辱，淡然怡然，不介於意；任人之笑罵嘲激，而無動於心，神專志一，以守吾真。如此則六欲

無從而入，三毒無由而生，神清氣靜，其功為能，而造爐火純青之境，以證養生保命之盟，此聖人所謂大智若愚、大勇若怯也。

(十六) 雜錄宗師鉅子言

（1）痛禪上人嘗誡徒眾曰：凡有功夫者，最戒驕矜心，驕矜則自恃，自恃則未有不敗者。蓋古往今來，恃財者終以財敗，恃勢者終以勢敗，恃智者終以智敗，恃功者終以功敗！何以故？以有所恃，則敢於魯莽陷險故。

（2）一貫禪師曰：昔有甲乙兩人，同習功於少林。年相若，體幹相若，所授之功又相若，十年相處，朝夕與共，究其造詣之深淺，則乙不如甲遠甚。或問其故？師曰：世間無論何種功夫，有有形者，有無形者；有形者可傳，無形者難授。人之一身，雖血氣無殊，精神相等，然其微妙處，或力巧而功不深，或功深而氣不靜，或氣靜而神不完，如是則終只能到中乘地步。求其臻入上乘，有超神入化之功，則戛戛乎其難哉！

（3）李笠翁曰：人有奇材異能，便當善自韜藏。倘將血氣之私，以為好勇鬥狠之技，鮮有不敗者也。古語云：良工深藏若虛，君子盛德，容貌若愚。此可知人之懷奇抱異，貴在能善自韜匿，勿炫己之長以驕人，勿暴己之氣以凌人，如斯而後可以養德，可以保身。昔張天一先生與一貫禪師，相與往來二十餘年，各懷神技而皆深藏不露。後因他友言及，始各道其平生，亦可以為後學之楷模矣。

（4）津川先師曰：技擊之術，能造其極者，多出於沙門禪衲。其故蓋由於伽藍清淨之地，專心凝志，無外界以

紛其心，此所以易於見功也。且剃度修養，其嗜欲較世俗為少，而筋骨自比世俗為強。以是數百年來，言此道者，在禪門已占十分之八九，可知方外之徒，其靜一之精神，已有足多也。

（5）覺遠師曰：欲求功夫之精，總須由漸而進，敘次而入，切不可求速。求速不僅有不達之弊，而於體魄上受無窮之害。力如水也，盈科而後進，久則可臻於精微，而少後患。否則所謂蠻野之力，山鄙粗莽之夫猶為之，然非所語於名家鉅子也。後學者宜謹記焉。

（6）或有問於覺遠師曰：師嘗言技擊之術，小之則足以強身保體，大之則足以卻病延年。嘗見鄉里間之年少子弟，有專力功夫而面黃肌瘦者，更有因而漸成癆病以死者，此何故歟？

師曰：此非技術之不善，乃不知用力之害，及不遇名師益友之傳授故也。當年少血氣方盛，只知貿然從事，或恃力以競勝，或鬥狠以爭先，既違由漸而進之旨，遂有欲速不達之弊。其甚者，嘗有用蠻野法，或以拳衝石，或以掌插沙，而強忍以為不痛者，故常見此種人之手臂指掌等處，皮膜厚結如鐵殼，他人視之，以為似習技術者之現象也。不知是種蠻野法，乃鄉曲里巷中之下乘拳師所為，正所謂野狐禪、門外漢一流，何足語於上乘之神技妙術乎？故此種人常有因習技術，而妄用其力以殘身、而殞命者，此豈先輩創立技術之微意耶？吾甚願後進有志之士，總宜祛淺鄙之習，化氣質之偏，庶足傳絕學於千秋，為國家之保障，斯則前途之大幸也夫！

二、練　法

本練法是金警鐘大師當年公開的教學材料，這和秘傳給黃無惹師傅的功法略有小異，現選錄出來供學者參考。

(一)渾元一氣功於生理上之效果

（1）腸胃強固

腹部無力之時，血液迴圈為之阻滯，腸胃之消化能力亦因之減退，食物積滯於中，必致受害。故必腹部有力，而後血液得以流行暢達而無阻。每一吞吐，則腹部亦受其運動，腸胃堅固，消化之能力大增，排泄作用亦因之以旺盛，腸胃病行絕跡矣。

（2）腦力充實

前述腹部力厚，則血液循環無阻，由血液之酸素營養力以保衛腦經，使之強實健全，即作事過多，腦亦不覺疲乏矣。

（3）膽力強壯

腹部有力，則橫膈膜向下強張，不為物所驚，此即所謂膽力壯也。大抵人在遇警之際，身體必先向前彎曲，橫膈膜向上卓立，強壓胸部，斯時心臟受其壓力，為之動搖，於是膽虛心警，冷汗頻出，其故實由於腹部無力。

例如登山之際，勞動之時，以至行拳舞劍，苟腹部有

力者，雖倦而心不跳動，即根據此理也。如膽小如鼠之人，稍遇可怖之事，則胸前咚咚，有如小鹿者然，是其人未怯而心已虛，膽力何由而生矣。

（4）神經鎮定

腹部有神經三支，又在胃壁之中亦有神經。此諸種神經，依渾元一氣功而受其刺激，腸胃即起興奮作用或制止作用，血管亦隨之收縮或脹膨，可使腸液、胃液分泌旺盛，對於腎臟足以使大小便通解，又可整齊肺及心臟之機能，引起血管之運動性，使全身各部之血液暢行無滯也。

（5）肺臟健強

人常行此氣功後，橫膈膜漸漸向下，胸部及肺臟均隨之向下擴張，吞吐愈多，肺量愈高，肺臟自可健強。且肺臟之上部，為人身最弱之處，若下腹部無力勢必常勞動及於上部，易罹肺病。若行此功之後，上部無再勞動之必要，其強健自可知矣。

（二）渾元一氣功於心理上之效果

既行渾元一氣功後，定默念案，以習排打、操功，期氣隨意注，俾心、氣、力三者之一致也。念念不絕，斯時及於心理上之效果，果如何乎，約可分為下列四時期。

（1）第一時期

一方依生理之吞吐作用，使頭腦冷靜，卻除雜念妄想。一方依默念方法，使意注氣行，打消一切思慮。久而

久之，則其效自見，所有默念，自能時時濛濛腦府，氣隨意注矣。

（2）第二時期

此時已入於成熟之際，雖不必時時注意，及於默念，而因第一時期之力，默念案自能現於腦府，貫通欲用之部分，對於默念之目的，已有幾分之效果。

（3）第三時期

此時心中之默念案，已牢牢記著，其效用將擴及周身各部，活潑潑地，自由自在，任我運行，苟再用力，則其效即可大彰矣。

（4）第四時期

此時期實為渾元一氣功三步以外之上乘。第三時期尚須賴自己之意志，以維持之。至此則幡然大悟，與天地同流，了澈一切，光明洞達。此實性命法訣之極軌也，要亦禪門中所謂修身養性也。

（三）渾元一氣功之練習日程

渾元一氣功，非拳械功夫可比，習者須加以注意。

未練功前，先習無我無他式，使心靜神斂，丹田鎮靜。再習吞吐功、澄心靜氣式、散氣式、排打功、操功。末施按摩功、散步式。

初習十日之內，練完無我無他式，再練吞吐八式，每式1次，即吞吐一口。吞吐完了，即練澄心靜氣式，默念

氣納丹田。再練散氣六式，每式往復 4 次。再練排打五式，每式往復 4 次。再練操功五式，每式往復 4 次。末練按摩八式，每式數次或十數次，須視當時情形而定，覺頭火、眼火、耳火已消，且汗液已出，可少練之。唯按摩時，眼要極力張開，且散步式亦須稍長，最後自由散步。是為全功。

　　習之二十日內，練完無我無他式，再練吞吐八式，每式 2 次，即吞吐兩口。吞吐完了，即練澄心靜氣式。再練散氣六式，每式往復 8 次。再練排打、操功各五式，每式 6 次。末練按摩八式、散步等。

　　習之一月內，練完無我無他式後，再練吞吐八式，每式 4 次，即吞吐四口。即練澄心靜氣式。再練散氣六式，每式往復 10 次。再練排打、操功各五式，每式 8 次。末練按摩八式、散步等。

　　習之一月以上、一百日以內，可自由增加，但須看各人心得以增之。大約次數如下：練完無我無他式，再練吞吐八式，每式 8 次，即吞吐八口，八式共八八六十四口。吞吐完了，再練澄心靜氣。繼續散氣六式，每式 12 次。續練排打、操功各五式，每式 12 次。末練按摩八式、散步等。

　　百日以上、一年以下，練完無我無他式，再練吞吐八式，每式仍為 8 次。即練澄心靜氣式。再練散氣六式，每式往復 14 次，乃至 20 次。再練排打五式，每式往復 12 次，乃至 20 次。末練操功五式，每式 12 次，至 16 次。更練按摩八式、散步等。

　　習之一年以上、三年以下，無我無他式練後，吞吐八

式，仍每式 8 次。澄心靜氣式稍久，約十分鐘以內，以期氣貫丹田。散氣六式，亦 14 次至 20 次。排打五式，每式則由 20 次至 40 次。操功五式，每式由 16 次至 20 次。末練按摩八式、散步。

但習之既久，或有心得，或先天秉賦獨厚、元氣旺盛，吞吐功成，則一吞吐間，氣隨意注，避堅避銳，防身禦侮，健臟強身，可任吾心性靈動以行之矣。

(四)無我無他式

無我無他式，為渾元一氣功之開明宗旨。

宜正立身軀，兩足左右離開，約與兩肩相等，兩足尖稍向外斜，成倒八字形。兩手掌心向股，五指伸開，兩腕稍用力，掌心離股約一拳。兩膝挺直不必用力，胸開張，肩後收，頭宜直，腭略收。閉目凝神，藏氣蓄勢，鎮靜丹田。兩眼遲閉，注視身前三步處固定之物。一掃心中積慮，所謂明鏡止水，無念無想，無我無他。計其氣息，氣出則心中曰一，氣入則心中曰二，如是計至百數，凡六組。

然後張開兩眼，開口吐氣，凡三口，將濁氣吐出，再行吞吐。

(五)吞 吐 功

1. 吞吐第一式

（1）承無我無他式。身體姿勢不動，只將兩手掌心轉向前方。微開其口，舌上捲，微抵上腭。兩肩後收，胸開張。不可用力過猛，從口吞氣入腹，須輕輕悠悠。

（2）吞氣愈悠長愈妙。不停。兩足跟應吞氣之勢，輕輕提起，離地約一拳。

（3）不停。兩足跟借上身之沉勁，著地，同時兩膝稍屈，兩肩下沉，兩臂稍彎，閉口沉氣，使下腹向前迎。但不可顯形。

（4）暫時閉口沉氣，停止吞吐，使下腹有力。

如初習，即用力緩舉兩手，掌心相對。習之既久，功已深者，則兩眼左右輪轉各一次，即眼由左而左上、而上、而右上、而右、而右下、而下、而左下、而左輪轉一周，再從右向左回轉一周，是為 1 次。名曰開合輪睛，乃童子功也。漸增至 3 次，再行舉手。

（5）待兩手舉至頭頂時，掌心向下，手指微接，遂即用力向下按，同時鼻中吐氣，使浮氣出，而丹田氣存。初習者，兩臂骨節不見響動，且酸痛異常。習之既久，功夫已深，則骨節咭咭有聲，氣隨意注，頓覺腹堅如石，臂力加增。

（6）不停。緩按兩手，掌心向下，用力作勢，同時鼻中繼續吐氣，使浮氣排出，丹田有力。兩眼開張，直視身前。

（7）吐氣愈悠長愈佳，不可用力，兩掌繼續下按，待按至胸下時，兩臂兩腕用力益猛。唯須緩慢而有力，切不可急速。待按至下腹前，方停止吞吐。喉間咽氣一口，不可隨意吞氣、吐氣，即待第二次吞吐時，再行開口吞氣。是為吞吐第一式。

以上均為連貫動靜姿勢。為明瞭易學起見，故分解之，習者須體會之可也。尤須注意者，即吞氣時兩手不用

力，吐氣時用力，以下仿此。

2. 吞吐第二式

（1）承上式。身體姿勢不動。待其咽氣一口後，即微開其口，舌上捲，微抵上腭。兩肩後收，胸開張。不可用力過猛，從口吞氣入下腹，須輕輕悠悠。

（2）吞氣亦須悠長，不停，兩足跟應吞氣之勢，輕輕提起，足跟距地約一拳。

（3）不停。兩足跟借上身之沉勁，著地，同時兩膝稍屈，兩肩下沉，兩臂稍彎，閉口沉氣，使下腹向前迎，但不可顯形。

（4）暫時閉口沉氣，停止吞吐，使下腹有力。如初習者，即用力伸下五指，兩掌相合，左手拇指按右手拇指。習之既久者，則兩眼左右開合輪睛，再將兩手伸下，伸開五指。

（5）再虛握兩手成空拳，少林所謂彈子拳是也，用力上提，而鬆肩，墜胯，頭頂，開胸，亦須緩慢，同時鼻中吐氣，下腹微向前迎。

（6）不停。待兩手提至小腹前時，即暗用分勁，向左右分提之，同時兩臂漸漸彎曲，兩掌心漸漸向上轉，肩愈下沉，胸愈開張，下腹愈有力。

（7）不停。待兩手提至兩肋旁，而兩掌心向上、兩肘向後時，方停止吞吐。喉間咽氣一口，不可隨意吞吐，即待第三次吞吐時，再行開口吞氣。是為吞吐第二式。

3. 吞吐第三式

（1）承上式，身體姿勢不動，待其咽氣一口後，即微開其口，按前法吞氣。

（2）稍停。足跟提起，亦按前法。

（3）稍停。足跟著地，閉口沉氣，兩膝稍屈，亦按前法。

（4）停止吞吐。初習者，用力緩舉兩手；習之既久者，開合輪眼。待兩手舉至兩肩上，亦按前法。

（5）兩手乃漸向內合，待兩手指微接於頭頂上，兩膝已漸漸伸直，亦按前法。

（6）即緩按兩手，用力作勢，同時鼻中吐氣，亦須悠長，兩臂兩腕用力，待按至下腹前，方停止吞吐，咽氣一口，亦按前法。是為吞吐第三式。

4. 吞吐第四式

（1）承接上式，待咽氣一口後，身體姿勢不動，按前法吞氣。

（2）足跟輕輕提起，亦按前法。

（3）足跟借上身之沉勁著地，閉口沉氣，亦按前法。

（4）兩掌反腕，掌心向外，指端相對，從胸前上提向外轉，肩下沉，肘下墜，頭頂上攢，下腹有力，同時按前法鼻中吐氣。

（5）稍停。待轉至兩臂左右伸直為度，肩須鬆開，兩手掌心向下，指端向左右極力伸開，下腹沉氣，停止吞吐，並咽氣一口，亦如前法。是為吞吐第四式。

5. 吞吐第五式

（1）承上式。待咽氣一口後，身體姿勢不動，按前法微開其口，吞氣。

（2）足跟輕輕提起，亦按前法。

（3）足跟著地，閉口沉氣，亦按前法。

（4）稍停。兩腕指端轉向前下方，掌心由下轉向後、再向上，同時吐氣，亦按前法。

（5）緩緩轉腕，待轉至兩臂伸直、掌心向上，停止吞吐，並咽氣一口。是為吞吐第五式。

6. 吞吐第六式

（1）承上式。待咽氣一口後，身體姿勢不動，微開其口，按前法吞氣。

（2）足跟提起，亦按前法。

（3）稍停。足跟著地，閉口沉氣，使下腹有力，鬆肩，墜胯，屈膝，瞪目。

（4）稍停。兩手向上舉，掌心向內，亦按前法。

（5）稍停。兩手舉至頭頂，兩手指端輕接，膝已伸直，掌心向前（稍向下方）。

（6）兩手按至下腹前，同時停止吞吐，亦按前法，咽氣一口。是為吞吐第六式。

7. 吞吐第七式

（1）承上式。待咽氣一口後，即按前法，微開其口，吞氣。

（2）不停。足跟提起，亦按前法。

（3）足跟著地，閉口沉氣，亦按前法。

（4）兩手掌心向外（稍向下），從下腹前上提，向左右分開，分向兩股側，同時按前法吐氣。

（5）不停。兩手分至兩股旁，掌心向前，膝已伸直，五指伸開，同時停止吞吐，並咽氣一口，亦按前法。是為吞吐第七式。

8. 吞吐第八式

（1）承上式。上身姿勢不變，只左腿向前、右腿在後，兩手掌心向下，置於兩股旁，兩膝稍屈，身體重點在左足跟，開口吞氣，亦按前法。

（2）閉口沉氣，下腹向前攏，鬆肩，墜胯，頭頂上攢，兩眼張開。

（3）稍停。使氣注入下腹，用力前迎，兩手五指抓勁，強按下腹，兩下相抵，同時鼻中吐氣，亦按前法。

（4）再右腿向前，左腿在後，按前法吞氣。

（5）閉口沉氣，下腹前攏，鬆肩，墜胯，頭頂上攢，兩眼張開。

（6）五指用力，強按下腹，亦按前法吐氣。是為吞吐第八式。

(六) 澄心靜氣式

左足並靠右足，成身體正立姿勢，兩腕微靠兩股，掌心向下，頭直顎收，兩眼張開，沉肩，頭頂上攢，以鼻深吞吐 3 次。再閉口藏舌，而行調息，即鼻吞鼻吐，如平常

呼吸，同時心中默誦佛號，使心思清靜，氣沉丹田，期收至效，則外魔不侵，內邪遠避。習技者能深解乎此，其於練功卻病之道庶幾得之矣。

此式約二三分鐘，再行散氣功，以期貫注四肢百骸，為我用也。是為澄心靜氣式。

(七)散 氣 功

1. 散氣第一式

（1）騎馬式，兩腿勿用深屈，身體正直，兩肩輕垂，左手向左平伸，右手屈置左肩前，兩手掌心向下，頭稍左斜，目視左手指端，此時肩須極力鬆勁。

（2）稍停。左手向右屈，右手向右甩，掌心向下不變，同時用鼻吞氣。較吞吐八式則異，須注意及之。

（3）稍停。待至右手向右平伸，左手屈置右肩前，掌心仍向下，此時肩須極力鬆勁，同時鼻中吐氣，亦按前法。

（4）稍停。反前法，右手向左屈，左手向左甩，同時鼻中吞氣。

（5）不停。左手甩至向左平伸，同時鼻中吐氣。

如此往復約若干次。是為散氣第一式。

2. 散氣第二式

（1）右拳虛握，屈肘胸前，拳心向內，左臂在外，左拳虛握，屈肘胸前，拳心向外，右臂在內，左腿提起，右腿伸直，鬆肩，墜胯，頭頂上攢，閉口藏舌，同時鼻中吞

氣。

（2）稍停。左腿猛力蹬出，唯足不著地，足跟用力下蹬，同時鼻中吐氣，亦按前法。兩手應吐氣之勢分開，左手向下，拳心向後，右手向上，拳心向前，使丹田有力，氣貫四肢。此為左式。

（3）稍停。將兩拳收回，左足著地，再將左拳虛握，屈肘胸前，拳心向內，左臂在內，右手虛握，屈肘胸前，拳心向外，右臂在外，右腿提起，左腿伸直，同時鼻中吞氣。此為右式，與左式相反。

（4）稍停。右腿猛力蹬出，足不著地，右手向下，拳心向後，左手向上，拳心向前，用力分而撐出，同時鼻中吐氣，亦按前法，使丹田有力，氣貫四肢。

如此左右式往復若干次。但在兩手向左右上下分時，須用撐力，有如托沉重物狀，足底似蹬千斤石狀，而心中默念氣貫四肢。

此式效果最大，初習頗苦之，不三數日，周身酸痛。待習之既久，則肌肉堅實，氣貫四肢，而骨節咭咭有聲。

3. 散氣第三式

（1）騎馬式，兩手如合抱式，但不接觸，指端向前，掌心向下，虎口要圓，兩臂彎曲，鬆肩，墜胯，頭頂上攢，同時鼻中吞氣。

（2）稍停。兩臂猛向中央互撞，左臂在下，右臂在上，使丹田有力，同時鼻中吐氣，默念氣貫四肢，尤須注意兩臂。

（3）稍停。兩臂張開，同時鼻中吞氣。

（4）稍停。兩臂再猛向中央互撞，右臂在下，左臂在上，同時鼻中吐氣。此式互撞時，須適當吐氣未已之際，而五指仍伸開。

初習時，兩臂不必用力相撞，輕輕接觸即可。待習之日久，再猛力相撞。習之百日，則肌肉堅實。習之一年，再與排打第五式相輔為用，則所謂「鐵臂功」成矣。

如此左上右下、右上左下，往復互撞若干次，是為散氣第三式。

4. 散氣第四式

（1）左弓式，兩拳虛握，屈肘胸前，右拳在內，左拳在外，兩拳拳心向內，兩眼注視左拳，同時鼻中吞氣，鬆肩，墜肘，頭頂上攢，下腹前擁。

（2）稍停。右拳變掌，向前猛力伸出，掌心向前，指端稍向左方，左拳（變掌）猛力向後伸出，掌心向後，指端稍向右，眼視右手指端。兩臂向前後伸出時，右手須用撐力，左手稍含摟力，兩肩鬆開，周身抖擻，使丹田有力，氣貫四肢，同時鼻中吐氣。

（3）稍停。兩掌收回，仍為掌，屈肘胸前，左臂在內，右臂在外，掌心向上（稍向內），眼視右手指端，同時鼻中吞氣。

（4）稍停。左掌向前，右掌向後，猛力伸出，左手掌心向前，指端稍向右，右手掌心向後，指端稍向左，眼視左手指端。兩掌伸出時，左手須用撐力，右手稍含摟力，鬆肩，周身抖擻，使丹田有力，氣貫四肢，同時鼻中吐氣。

（5）稍停。右膝彎曲，從右向後拗身，變為右弓式，兩掌收回即變為拳，屈肘胸前，拳心向內，兩拳虛握，左拳在內，右拳在外，眼視右拳，同時鼻中吞氣。

（6）稍停。兩拳變掌猛力伸出，左手向前，掌心向前，指端稍向右，須用撐力，右手向後，掌心向後，指端稍向左，稍含摟力，鬆肩，下腹前擁，使丹田有力，氣貫四肢，同時鼻中吐氣。

（7）稍停。兩掌收回，仍為掌，屈肘胸前，右掌在內，左掌在外，掌心向內，眼視右手指端，同時鼻中吞氣。

（8）稍停。兩手前後猛力伸出，同時吐氣，亦按前法。如此左右往復若干次。

初習頗苦之，甚至周身酸痛，尤以腋脇較為吃力。習之百日，則肌肉堅實。勤習一年，則氣貫四肢，骨節咭咭有聲。習之三載，則氣隨意注。再與排打、操功相輔為用，則「鐵肋功」成矣。是為散氣第四式。

5. 散氣第五式

（1）騎馬式，兩膝稍屈，兩臂彎曲，兩掌如爪，掌心向下，虎口要圓，鬆肩，頭頂上攢，頸須挺直，鎮靜丹田，兩眼張開。

（2）右掌由胸前屈置右腋窩，指端向後，掌心向上，左掌移置右手前，掌心向上，鬆肩，墜胯，同時鼻中吞氣。

（3）稍停。右掌掌心向上不變，沿右腋窩向後伸出，鬆肩，使右臂向後伸直，左掌由右肩前向前伸出，掌心仍

向上，兩手五指強伸，同時鼻中吐氣。

（4）稍停。右掌向前移，掌心仍極力向上，左掌由胸前向左腋移，掌心仍保持向上。頭稍向右轉，眼視右手指端，使下腹前擁，同時鼻中吞氣。

（5）稍停。兩手如抱物然，輕輕向前移動，待至右掌移至額前，左掌移至胸前，此時兩手掌心已上下斜對，即右手掌心向前下、左手掌心向前上，眼視右手指，同時鼻中吞氣。

（6）稍停。兩掌繼續向前移動，待轉至左掌在額前、右手在胸前，兩掌仍保持相對，眼視左手拇指，同時吐氣。

兩手如揉空懸之球然，須緩而有勁，氣隨意注。

（7）稍停。左掌屈置左腋窩，掌心向上，指端向後，右掌移置左手前，掌心向上；眼視指端，同時鼻中吞氣。

（8）稍停。左掌向後伸出，右掌向前伸出，兩手掌心仍向上，眼視右手指端；同時吐氣。

（9）稍停。左手向前移動，右手向左腋前移動，兩手掌心仍保持斜向相對，頭稍向左轉；眼視左手拇指，同時鼻中吞氣。

（10）稍停。兩手如抱物然，輕輕向前移動，待移至左掌在額前、右手在胸前，兩手掌仍斜對，即左手掌心向前下、右手掌心向前上；同時鼻中吞氣；兩眼張開。

（11）稍停。兩掌繼續向前移動，待移至左掌在胸前、右掌在額前，兩手掌心仍保持相對；同時吐氣。

兩手亦如揉空懸之球然，須緩而有勁，氣隨意注。

此式初習腰腹兩脇苦甚。待習之百日，則覺胸襟開

闊，爽快異常；勤習一年，則氣貫四肢，從腋肋漸達指尖，其效妙甚！是為散氣第五式。

6. 散氣第六式

（1）騎馬式，兩膝稍屈，兩臂彎曲，掌心向下，五指伸開，虎口要圓；兩肩鬆下，胸開張，頸宜直，眼瞪起，頭頂上攢，閉口藏舌，鎮靜丹田。

（2）右肩下垂，右掌作向左前推揉式，左臂彎曲，作向左前揉推式，即右手下沉、左手浮起，上身稍向左傾，使下腹向左前擁出；同時鼻中吞氣。

（3）稍停。兩手掌心漸轉向左前方，指端漸轉向上方，頭稍向左前轉，兩手含揉推之勢，眼視左手指端，使丹田有力，氣貫四肢，同時吐氣。

（4）稍停。兩掌繼續向左前推揉，左膝漸屈，右膝漸直，下腹前擁，同時鼻中吞氣。

（5）稍停。待推揉至兩臂伸直、右臂漸屈，掌心轉向前，左臂稍屈，掌心轉向前，兩掌指端向上，虎口相對，作向回帶領之勢，身體略收，同時吐氣，使丹田有力，氣貫四肢。此為向左推揉式，乃陽揉陰剛之勢。

（6）稍停。左肩下垂，左掌作向右前推揉式，右臂彎曲，作向右前揉推式，即左手下沉，右手上浮，上身稍向右傾，使下腹向右前擁出，同時鼻中吞氣。

（7）稍停。兩手掌心漸漸轉向右前方，指端漸漸轉向上方，頭稍向右前轉，兩手含揉推之勢，眼視右手指端，使丹田有力，氣貫四肢，同時吐氣。

（8）稍停。兩掌繼續向右前推揉，右膝漸屈，左膝漸

直，下腹前擁，同時鼻中吞氣。

（9）稍停。待推揉至兩臂伸直，左臂漸屈，掌心轉向前，右臂稍屈，掌心轉向前。兩掌指端向上，虎口斜對，作向回帶領之勢。身體略收，同時吐氣，使丹田有力，氣貫四肢。此為向右推揉之式，亦陽揉陰剛之式。

此式初習時，要領極難領悟。習之百日，則肌肉堅實。勤習一年，則氣隨意注。是為散氣第六式。

（八）排 打 功

1. 排打第一式

（1）左足踏出，左拳握緊，屈肘胸前，右拳緊握，斜拖於後，同時微開其口，舌微抵上腭，吞氣，眼視左拳，默念胸堅如石，氣貫上身。

（2）待吞氣已畢，即將右拳排擊左胸，同時按前法吐氣。唯吐氣須與拳著胸時並行，且胸須稍向前迎。此為左式。

如此繼續排打。初習者，擊4次、8次、12次，漸漸增加，以40次為度。其初也，排打力小，愈久愈增，吐氣聲音亦愈大。

（3）右足踏出，右拳緊握，屈肘胸前，左拳作欲擊右胸之勢，同時微開其口，吞氣。

（4）待吞氣已畢，即將左拳猛擊右胸，同時吐氣，亦按前法漸進，至40次為度，此為右式。

此式習之百日，則肌肉突起，勤習一年，則不畏拳棍之擊。習之三載，則利刃可避。而迎面前胸最易致傷害命

之六穴，亦可無慮矣。

2. 排打第二式

（1）右足踏出，右拳緊握，默念氣由丹田貫入右肋，右肘橫屈胸前，拳心向前下，虎口向內，左拳作欲擊右肋勢，同時微開其口，舌微抵上腭，吞氣。

（2）待吞氣已畢，即將左拳猛力擊右肋，下腹前擁，右肋向前迎抵。同時吐氣，亦按前法。而須漸進，以40次為度。此為右式。

（3）左足踏出，左拳緊握，橫肘胸前，拳心向前下，虎口向內，右拳作欲擊左肋勢。同時微開其口，舌微抵上腭，吞氣。

（4）待吞氣已畢，即將右拳排擊左肋，使下腹前擁，左肋向前迎抵，同時吐氣，亦按前法。而須漸進，以40次為度。此為左式。

此式初習亦頗苦之。習之百日，則兩肋肌肉堅實。勤習一載，即可避堅，如鐵尺排打，不畏拳擊。習之三年，則利刃可避矣。

3. 排打第三式

（1）右足踏出，右拳緊握，右肘屈置右肋，拳心向上，左拳置額上，拳心向前，鬆肩，使下腹前擁，同時開口吞氣，亦按前法。

（2）待吞氣已畢，即將左拳排擊右小腹，使小腹前迎，同時吐氣，亦按前法。此為右式。

（3）稍停。左拳提起，仍置額上，同時開口吞氣，亦

按前法。

（4）待吞氣已畢，即將左拳擊左小腹，亦按前法，同時吐氣。

（5）左足踏出，左拳緊握，左肘屈置左肋，拳心向上，右拳置額上，拳心向前，同時開口吞氣，亦按前法。

（6）待吞氣已畢，右拳排擊左小腹，同時吐氣，亦按前法。此為左式。

（7）稍停。再將右拳提起，仍置額上，同時開口吞氣。

（8）待吞氣已畢，即將右拳排擊右小腹，同時吐氣，亦按前法。是為排打第三式。

此式初習者苦之，且覺痛楚。習之百日，則小腹堅實。勤習一載，則氣貫丹田，不畏拳擊。

左右往復擊之。其初以 10 次為度。排擊時使小腹有力，而且前迎。排打力量須漸漸增加，同時吐氣且須與擊著相應。

4. 排打第四式

（1）左足踏出，左拳緊握，左肘屈置左肋，右拳置額上，同時開口吞氣，亦按前法。

（2）待吞氣已畢，右拳輕擊心窩，同時吞氣。初習者，須輕輕擊之，不可用猛力，須漸漸增加力量。此為右式。

（3）右足踏出，左拳置額上，右肘置右肋，同時開口吞氣。

（4）待吞氣已畢，左拳輕擊心窩，同時吐氣。此為左

式。

初習者須輕緩，漸漸增加力量，且初習苦甚。習之百日，胸肌堅實。勤習一年，氣隨意注，則不畏拳擊。

5. 排打第五式

（1）左足踏出，左臂伸出稍彎，拳心向右，虎口向上，右臂屈置額前，拳心向外，兩拳虛握，鬆肩，墜胯，頭頂上攢，同時開口吞氣。

（2）待吞氣已畢，右拳猛力下擊，左拳變掌，接擊右前臂，右肩極力下沉，右臂前推，右手食指極力伸直，右臂與左掌接觸時，含圈力向前抵，眼視右手食指，同時吐氣。此為右式。

（3）右足踏出，右臂伸直稍彎，左臂屈置額上，兩拳虛握，右手拳心向左，虎口向上；左手拳心向前，虎口向下；同時開口吞氣。

（4）待吞氣已畢，左臂猛力下擊，右拳變掌，接擊左前臂，左臂極力下沉，左臂前推，左手食指極力伸直，左臂與右手接觸時，含圈力前抵，眼視左手食指，同時吐氣。此為左式。

此式亦須漸進。初習以 12 次、18 次，至 80 次為度。習之百日，則臂膀肌肉堅實，習之一載，則食指與前臂堅如鐵石。鐵臂功無意習得，與人交手，可以防身，可以制勝。兩臂互撞，挾持敵手腕臂，或敵方擊下即提起挑掛，再繼劈下。臨機制勝，確有奇效。

(九)操 功

1. 操功第一式

（1）騎馬式，兩膝稍屈，左手緊握沙袋之末端，右手緊握中段，左手置於下腹前，掌心向下，虎口向前，右臂伸出，稍彎，右掌與左掌斜向相對，掌心向左上方，虎口向前，默念氣貫百會（百會穴，即頂門）及額心（額心穴，即前額骨），確信堅如鐵石，同時微開其口，舌微抵上膛，吞氣。

沙袋：以水龍袋或粗布數層之長袋製成，內盛煉製之鐵砂及綠豆、麩子。煉製鐵砂，係用細鐵珠砂盛於舊鐵鍋內炒紅，浸入鮮豬血內，炒 7 次，浸 7 次，再埋入土中 21 天，去其火性，然後放入沙袋內，兩端用絲線縫固之。

（2）待吞氣已畢，兩手合力，掄起沙袋向頂門擊之。頭頂俟沙袋擊下時，須收下頜，頭頂向上攢、向前迎，同時鼻中吐氣。是為操功第一式。

亦須漸進，蓋頭骨甚薄，初習時氣不能十分鼓注包羅，可用力小，漸次力猛。此式習前，須多習無我無他式，以期心靜神效。初習可 4 次、8 次、12 次，至 20 次為度。並須自己留意，若覺痛楚過甚，須緩而擊之。習之百日，則頭頂肌肉雖薄而堅實。勤習一年，則貫頂開磚。習之三載，則貫頂開石。避堅不畏擊，但須於操功第二式、第三式併合之。

2. 操功第二式

（1）騎馬式，將沙袋放於頂門上，前後垂下兩端，左手將沙磚一塊至三塊放於沙袋上，中、食指二指扶於沙磚之下緣，掌心向內，免其落地，右手持另一沙磚之下緣，伸直右臂，掌心向前，同時開口吞氣。

（2）待吞氣已畢，右手將沙磚上舉，擊頭頂上之沙磚，同時鼻中吐氣。俟沙袋擊下時，須收下頷，頭頂向上攢、向前迎，頸挺直，默念氣貫百會，自信頭頂堅如鐵石！

亦須漸進，其初也，必不能碎，甚至頭痛。但餘實驗結果，汝操之以時，持之以恆，百日即可一擊而碎，而頭無恙也。初習以 4 次、8 次、12 次，至 20 次為度。勤習一年，即可以磚擊頭，吐氣攢頂，一擊而磚碎矣。習之三年，則不畏拳棒之擊，鐵頭功避堅得之矣。是為操功第二式。

3. 操功第三式

（1）騎馬式，兩膝稍屈，左手將沙磚一塊或三塊，放於頂門，以食指、中指扶於沙磚之下緣，右手持另一沙磚之下緣，伸出右臂，掌心向前，同時開口吞氣。

（2）待吞氣已畢，右手將沙磚上舉，擊頂門上之沙磚，同時鼻中吐氣。頭頂俟沙磚擊下時，須收下頷，頭頂上攢、前迎，頸挺直，默念氣貫百會，自信吾之頭堅如鐵石，則氣隨意注，可一擊而碎。

此式亦須漸進。初習 4 次、8 次、12 次，至 20 次為

度。如習之百日，則貫頂開磚。勤習三年，則鐵頭功成矣。

再，習擊磚以後，可用一寸寬、數分厚之鐵尺擊頭，一擊彎之；再易鋼尺，一擊折之；再易圓木棍擊之，吐氣攢頂，擊之無恙，甚將棍折，是則要在學者之恒心耳！

即欲強身健體，不期致用，然肌肉堅實，氣血流通，丹田有力，益壽延年，亦佳事也。是為操功第三式。

4. 操功第四式

（1）左足踏出，兩手緊握鐵掃帚之柄，右手在前，掌心向左，虎口向前下，左手在後，掌心向右，虎口向前下，同時開口吞氣，上身前迎，頭頂上攢。

鐵掃帚：用鐵絲長三尺一束，約七十根至一百根，纏為掃帚形，上端散開，下端束布纏絲為柄。鐵絲亦須煉製者，即鐵絲放爐上燒紅，浸入鮮豬血內，燒 7 次，浸 7 次，再撒石灰，用布包裹埋於土中 21 天，去其火性，然後取出備用。

（2）待吞氣已畢。兩手將鐵掃帚掄起，向脊背擊之，須右手至虎口向下，反腕，掌心向前，同時吐氣，脊背向上迎抵。

此式亦須漸進，初習 4 次、8 次、12 次，以 20 次為度。衣服不可過薄，亦不可過厚，以鐵掃帚擊時，初習覺痛不至外傷為度，最好以薄絨衣為佳。待習之功深，則赤背亦可行之，漸易木棍鐵尺擊之。此為右式。

（3）左足踏出，右手在後，左手在前，為左式。

習之百日，則肌肉堅實。習之一年，脊背可不畏拳棍之擊，且開磚易如反掌。勤習三年，即可避堅避銳，而龜

背功成矣。

5. 操功第五式

（1）左足踏出，左肘屈置胸前，左拳緊握，掌心向上，右手緊握鐵掃帚，拖於右股後，胸腹前迎，同時開口吞氣。

（2）待吞氣已畢，右手將鐵掃帚掄起，向左胸、左肩、左臂擊之，同時胸肩向前迎，鼻中吐氣。

此式亦須漸進，衣服同第四式。初習4次、8次、12次，以20次為度。此為左式，右式反此。

習之百日，兩肋、肩、臂膀肌肉堅實。習之一年，即可改木棍、鐵尺，擊胸臂膀兩肋，不畏痛楚。勤習三年，則避堅即成功，而不畏利刃，避銳亦可得之。所謂三節棍擊胸、鐵尺排肋，則氣隨意注，包羅周身，運用裕如，乃其小者焉。是為操功第五式。

操功雖此五式，而其中包括甚廣，如竹片排打、沙磚排打周身等，要在習者心領神會矣。

(十)調和功夫

1. 按摩功第一式

兩足分開直立，兩足離開間隔與兩肩相等，兩掌合拍，左手拇指壓於右手拇指之上，兩臂上舉，指端向後上方，用食指之緣，前後往來按摩頂門，同時以鼻吞氣，須緩和，鎮靜丹田，胸開張，頭上攢，兩眼極力開張，以消頂門操功、吞吐之火。

如此往復若干次。待火氣消而汗液降為止。是為按摩第一式。又名摩頂功。

2. 按摩功第二式

身體姿勢不動。左右手均可，用掌橫按額心，五指伸開，掌心向內。如以右掌按摩，左臂屈置背後命門處，以消額頂之火，而清心卻邪也（額骨通心故也）。兩眼張開。是為按摩第二式。

3. 按摩功第三式

身體姿勢不動。兩手緊握，使兩手食指之中節極力彎曲突出，用食指中節按於兩眉梢之凹陷處（即攢竹穴），轉揉小圈按摩之，以消兩太陽之火。兩眼極力張開。是為按摩第三式。

4. 按摩功第四式

身體姿勢不變。兩拳緊握，使拇指之根節極力彎曲突出，即以拇指根節按於上眼眶上，沿眼眶按摩，左手由上而左、而下、而右、而上轉一周；右手由上而右、而下、而左、而上轉一周。

如此按摩，轉至若干周，以消兩眼之火，而舒肝也。且兩眼更極力張開，待兩眼清朗，淚水流出為度。以上三、四兩式，又名明目功。是為按摩第四式。

5. 按摩功第五式

身體姿勢不變。兩手掌心向下，兩手拇指按於兩金錢

穴（即太陽穴）上。強壓通耳之筋絡，向下、向後按摩之，以消兩顴之火及耳上之火。兩眼張開。往復若干次。是為按摩第五式。

6. 按摩功第六式

身體姿勢不變。兩掌伸開，按於兩耳上，使兩手食指、中指離開，挾持兩耳，兩掌用力按勁、挾勁，向上、向下來往按摩。向上勁小，向下勁大而長，以消兩耳之火。

蓋五官七竅，大多相通聲氣。渾元一氣功練後最注意多行按摩者，厥唯兩耳、兩眼。如按摩得法，絕無耳聾、眼起白雲之弊。兩眼更易張開，往復若干次，待耳中嗡嗡冒火，而腦府清朗為度。是為按摩第六式，又名聰耳功。

7. 按摩功第七式

身體姿勢不變。兩掌捂於頂門，向下按摩之，同時頭頂上清，兩眼張開，兩手向下。按摩時，如吾人泅水之際，甫由水中探首外出，畏水入目，用兩手按摩頭面去水之狀。再用兩手由面上往下按摩，如捋鬚狀。是為按摩第七式。

8. 按摩功第八式

身體姿勢隨便，立式、騎馬式均可，仿照理髮之放睡，兩手虛握成拳，捶擊周身各部，以消各部排打、操功之火，而行其氣，最為重要。其法如騎馬式，可先捶擊兩肩、兩肋、胸、腹、左臂、右臂、腰、臀、股、腿。最好

兩人互相捶擊，較為周密便利。

按摩功，俗為「放火」，在氣功最關緊要。氣息吞吐之火，排打操功之火，如不明放火，將來兩耳、兩目容易致疾，以走兩目者為多，兩耳次之。或他部發生病象。因一般自私拳家，每故意不傳，致使求學者，每多向隅。但在此時，放火發汗，毛孔已開，怕風，須先在室內或避風處散步，再行任意散步為要。是為按摩第八式。

9. 散步式

兩手應兩足前進之勢，來往前後旋動，有如揉球狀；兩膝稍彎，使丹田有力，以舒各部之氣血。是為散步式。

練功後，如再練習拳械，借舒其氣而放其火，則更妙矣！

(十一) 渾元一氣功習者注意事項

（1）渾元一氣功之吞吐法，亦即呼吸之別名，道家所謂「導引吐納」，釋家所謂「練氣行功」，儒家所謂「善養浩然之氣」，均功同名異也。吞氣有以口吞或鼻吞之分，亦即文法、武法之別也，俗謂文火、武火。吐氣則完全以鼻行之。

口吞為武法，如吞吐八式、排打五式、操功五式是也。其法即微開其口，舌上捲，微抵上腭，握固神思，冥心凝目，輕輕悠悠，用口吸氣。俗謂「喝氣」，又名「吃氣」，又名「天罡氣」，默念「呵」字，是為吞氣。再閉口藏舌，使氣下降，貫注小腹，是為沉氣。由鼻孔呼出，俗謂「醒氣」，默念「哂」字，亦須輕輕悠悠，是為吐

氣。以上則稱武法。

鼻孔吞氣為文法，如無我無他式、澄心靜氣式、散氣六式、按摩八式是也。即閉口，舌上捲，抵上腭，心靜神斂，由鼻孔吸氣，俗謂「聞氣」，默念「噓」字，亦須輕輕悠悠，是為吞氣。使氣入於小腹，是為沉氣。仍由鼻孔呼出，醒氣，默念「哂」字，是為吐氣。

總之，口吞為武，鼻吞為文，文武並行，火候相間，收效自速。若江湖技士鐵球排打、鐵尺排肋等功，大多純係武火，習者易至內傷。道家理門靜坐調息等功，大多純係文火，習者稍有不慎，每易致魔。況時光甚久，志在強身健體，似覺望眼欲穿，志在防身致用，似覺深遠難求，每不似文武火候相間之為速。此則渾元一氣功之別開生面者。

（2）唯習此功者，切忌急進，更勿躐等，且須戒酒、絕菸、節欲，此則又與理門相近之處也。蓋酒亂性傷脾，練氣功者宜忌之。菸刺激腦府，傷肺耗津，練氣功者，尤宜戒之，即室內有他人吸菸之際，亦不可練功，否則吸入餘菸，頓覺胸廓刺痛，為害亦甚。

至於練功場所，尤須檢點，院庭須清潔，通空氣日光者為佳。如室內清潔，無污濁氣，通日光空氣，似較便利。至於冬季立火盆碳爐前，向火焰吞吐，則餘不敢贊同也。蓋火焰之氣，有傷腑臟，希勿濫行之，此則江湖技士多行之，習者注意及之可也。

色慾與腑臟諸官、神經系統，均有連帶關係，即大腦中之先天氣亦有聯繫（生理學名曰水房，為腦府之總樞），固須有節。倘色慾與練功併進，則求死之道也，須

注意及之。

練功後，不可坐臥、飲食，須散步後徐徐行之。練功期間，切忌生嗔暴怒，以免傷及肝木。

(十二)渾元一氣功操手應用功夫

拳經云：人身有十拳。蓋頭為一拳，肩為一拳，胯為一拳，臀為一拳，肘為一拳，膝為一拳，拳為一拳，指為一拳，足為一拳，此十拳也。

論練體，可運動四肢百骸之筋肉關節，流通血液，有天然之活潑。論應用，可發揮各部之機能，得手眼身步五合三催之效用，進退轉側，收隨機制勝之功，此國術之特徵也。然掌其云敏之機者，則唯氣力是賴，拳經云：氣在先行，力在後隨，丹田盛而氣力足，此不移之定理也！

渾元一氣功，乃練體應用兼備之秘技也。初步強身，深求致用。當吾人初步功成，欲深求之以為吾用也，則於練氣行功後，再習此操手應用功夫，俗謂打豆囊。有所謂打沙包者，則余非敢贊同也。

埋四方亭架於庭前，上裝以吊鉤八個，掛豆囊八份於鉤上，豆囊形如西瓜，其蒂在上，亭高約七尺上下，豆囊垂下之高低，視操手時而定，其繩附環，可以伸縮之。

操頭高約五尺，與頭頂齊，以便用頭頂撞擊之。操肩高約四尺，與肩齊，以便用肩抗擊之，分前肩、後肩、側肩數種。操胯、臀、膝高約二尺，與胯、臀齊，以便用胯靠擊之，只胯打一種；用臀撞擊之，分左臀、右臀、後臀數種；用膝撞擊之，只膝風、跪膝二種，但跪膝此功不適用。操足高約三尺，與肋齊，以便用足踢踹胼之，此則可

參考拳術中腿法行之。操肘、拳、掌、指高約四尺，與肩齊，或稍低半尺，以便用拳、掌、指擊之，此則可參考拳術中拳、掌、指各法行之。

但以上十拳，於擊豆囊前須微開其口，舌上捲，微抵上腭，吞氣，待（頭、肩、胯、臀、膝、肘、拳、掌、指、足）擊著豆囊時，須同時以鼻吐氣，更須默念氣貫注欲用之部分，以期氣隨意注，則勢雄力猛，當者辟易！尤以拳擊豆囊時，未著豆囊前，須虛握其拳，不可用力，待擊著豆囊時，再隨吐氣之勢而緊握其拳，即免挫腕拗指之弊，更得剛柔相濟之功。練功者不可不知也。

一年操手功夫，則隨機應用，制勝非難也，而氣隨意注，肌肉堅實。如欲運氣使臂不畏擊，令臂膊凸起，立時應心意而起。因每日操手操功，皮肉之空間成其自然之功夫，一用意運氣，即便鼓注包羅。

如覺功夫稍有進步，可以胸腹迎擊豆囊，以堅實胸肌腹膜。初慣用力稍輕，漸次增加。待習之稍久，胸腹堅實，更赴以操功，則鐵牛功成矣。但習此功時，吐氣雖然用鼻，唯須微開其口，能照常說話更佳。此乃開口功夫，較之閉口功，為用更大。此又當注意者。

它如兩臂屈於肩前，兩臂套臂套、繫長繩，左右各三四人，或五六人，甚至七八人，用力拉之，而吐氣作勢，使下盤有力，不至拉開，亦極增力健體。是為鷹翼功。

導引養生功

 1 疏筋壯骨功+VCD　定價350元

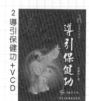 2 導引保健功+VCD　定價350元

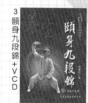 3 頤身九段錦+VCD　定價350元

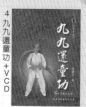 4 九九還童功+VCD　定價350元

 5 舒心平血功+VCD　定價350元

  6 益氣養肺功+VCD　定價350元

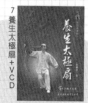 7 養生太極扇+VCD　定價350元

8 養生太極棒+VCD　定價350元

 9 導引養生形體詩韻+VCD　定價350元

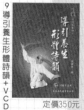 10 四十九式經絡動功+VCD　定價350元

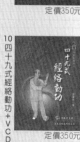

張廣德養生著作　每冊定價350元

 全系列為彩色圖解附教學光碟

輕鬆學武術

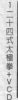 1 二十四式太極拳+VCD　定價250元

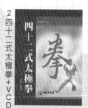 2 四十二式太極拳+VCD　定價250元

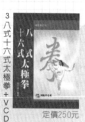 3 八十六式太極拳+VCD　定價250元

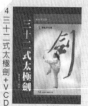 4 三十二式太極劍+VCD　定價250元

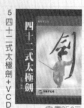 5 四十二式太極劍+VCD　定價250元

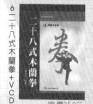 6 二十八式木蘭拳+VCD　定價250元

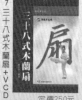 7 三十八式木蘭扇+VCD　定價250元

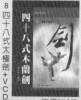 8 四十八式太極劍+VCD　定價250元

彩色圖解太極武術

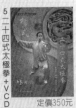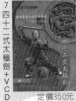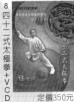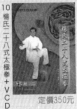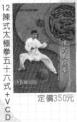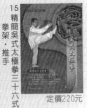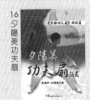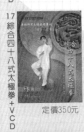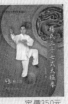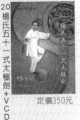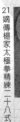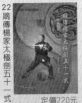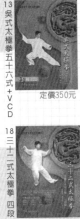

養生保健　古今養生保健法　強身健體增加身體免疫力

1 醫療養生氣功 定價250元

2 中國氣功圖譜 定價250元

3 少林醫療氣功精粹 定價250元

4 龍形實用氣功 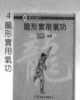 定價220元

5 魚戲增視強身氣功 定價220元

7 道家玄牝氣功 定價200元

8 仙家秘傳祛病功 定價160元

9 少林十大健身功 定價180元

10 中國自控氣功 定價250元

11 醫療防癌氣功 定價250元

12 醫療強身氣功 定價250元

13 醫療點穴氣功 定價250元

14 中國八卦如意功 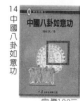 定價180元

15 正宗馬禮堂養氣功 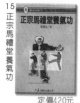 定價420元

16 秘傳道家筋經內丹功 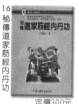 定價300元

17 三元開慧功 定價250元

18 防癌治癌新氣功 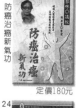 定價180元

19 禪定與佛家氣功修煉 定價200元

20 顛倒之術 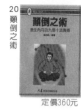 定價360元

21 簡明氣功辭典 定價360元

22 八卦三合功 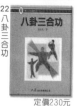 定價230元

23 朱砂掌健身養生功 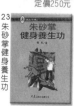 定價250元

24 抗老功 定價230元

25 意氣按穴排濁自療法 定價250元

27 健身祛病小功法 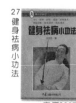 定價200元

28 張氏太極混元功 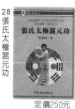 定價250元

30 中國少林禪密功 定價200元

31 郭林新氣功 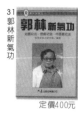 定價400元

32 八卦之源與健身養生 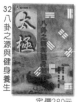 定價280元

33 現代原始氣功1 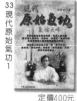 定價400元

34 養生開脈太極 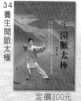 定價300元

35 通靈功—養生祛病及入門功法 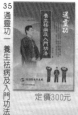 定價300元

37 太極內功養生法 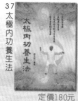 定價180元

38 無極養生氣功 定價200元

39 氣的實踐小周天健康法 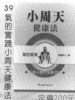 定價200元

40 達摩易筋經 定價350元

太極跤

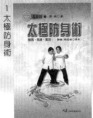

1 太極防身術

定價300元

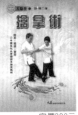

2 擒拿術

定價280元

3 中國式摔角

定價350元

簡化太極拳

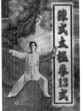

1 陳式太極拳十三式

定價200元

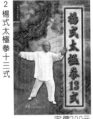

2 楊式太極拳十三式

定價200元

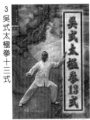

3 吳式太極拳十三式

定價200元

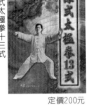

4 武式太極拳十三式

定價200元

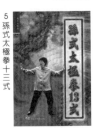

5 孫式太極拳十三式

定價200元

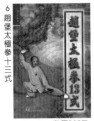

6 趙堡太極拳十三式

定價200元

原地太極拳

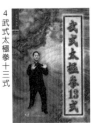

1 原地綜合太極拳二十四式

定價220元

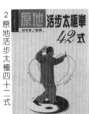

2 原地活步太極拳四十二式

定價200元

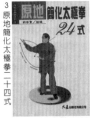

3 原地簡化太極拳二十四式

定價200元

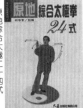

4 原地太極拳十二式

定價200元

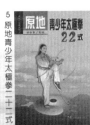

5 原地青少年太極拳二十二式

定價220元

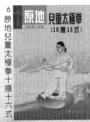

6 原地兒童太極拳十捶十六式

定價180元

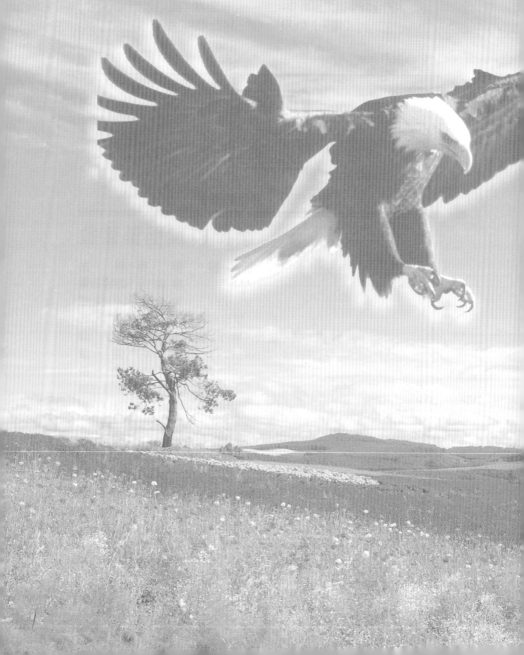

太極跤

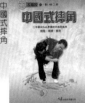

1 太極防身術
定價300元

2 擒拿術
定價280元

3 中國式摔角
定價350元

簡化太極拳

1 陳式太極拳十三式
定價200元

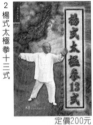
2 楊式太極拳十三式
定價200元

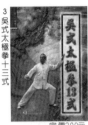
3 吳式太極拳十三式
定價200元

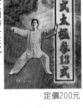
4 武式太極拳十三式
定價200元

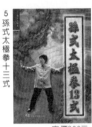
5 孫式太極拳十三式
定價200元

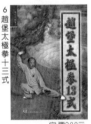
6 趙堡太極拳十三式
定價200元

原地太極拳

1 原地綜合太極二十四式
定價220元

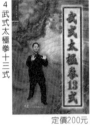
2 原地活步太極四十二式
定價200元

3 原地簡化太極拳二十四式
定價200元

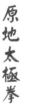

4 原地太極拳十二式
定價200元

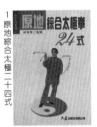
5 原地青少年太極拳二十二式
定價220元

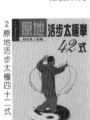

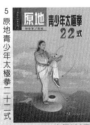
6 原地兒童太極拳十捶十六式
定價180元

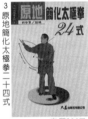

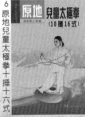

國家圖書館出版品預行編目資料

金警鐘硬氣功闡秘／蔡建　高翔　主編
　　——初版，——臺北市，大展，2010〔民99.05〕
　　　面；21公分 ——（中華傳統武術；18）
　　　ISBN　978－957－468－743－5（平裝）

1.氣功
413.94　　　　　　　　　　　　　　　　　99003938

金警鐘硬氣功闡秘

主　　編／蔡　建　高　翔
責任編輯／朱　曉　峰
發 行 人／蔡 森 明
出 版 者／大展出版社有限公司
社　　址／台北市北投區（石牌）致遠一路2段12巷1號
電　　話／（02）28236031 · 28236033 · 28233123
傳　　眞／（02）28272069
郵政劃撥／01669551
網　　址／www.dah-jaan.com.tw
E - mail／service@dah-jaan.com.tw
登 記 證／局版臺業字第2171號
承 印 者／傳興印刷有限公司
裝　　訂／建鑫裝訂有限公司
排 版 者／弘益電腦排版有限公司
授 權 者／北京人民體育出版社
初版1刷／2010年（民99年）5月

定　價／220元

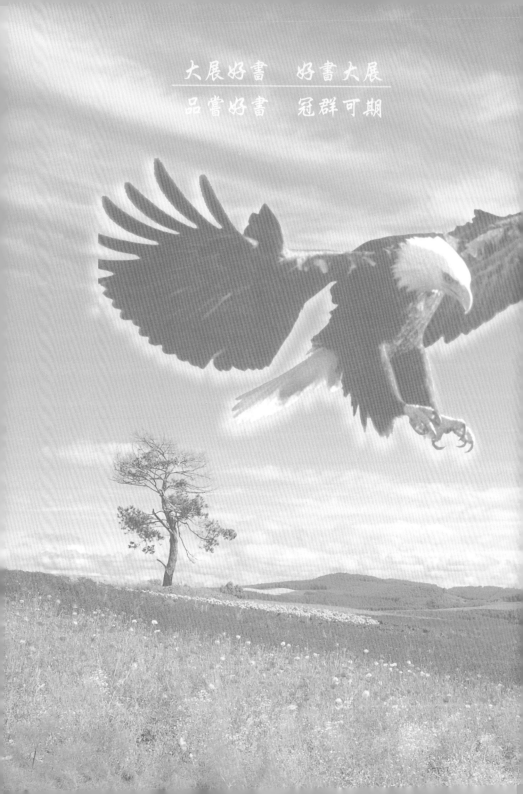

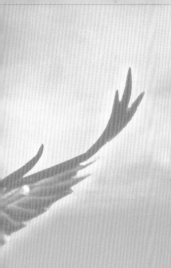

大展好書　好書大展
品嘗好書　冠群可期